知らないと怖いがん検診の真実

中山富雄

青春新書
INTELLIGENCE

はじめに　今こそ「がん検診」について考えてほしい理由

突然ですが、皆さん、今年は「がん検診」を受けましたか?

会社で受けている健康診断ではないですよ。役所から年に一回、ハガキや封書で案内が届く、あれです。

私が言っているのは厚生労働省がすすめているがん検診で、各自治体がおこなっているものです。日本だけでなく世界各国で、このようながん検診がおこなわれています。

「日本人の二人に一人ががんになる」といわれているくらいですから、皆さんしっかり受診していると思われるでしょう。しかし実は、日本のがん検診受診率は先進国のなかでも最低レベル。さらに、このコロナ禍で「不要不急の外出自粛」が呼びかけられたこともあり、二〇二〇年度のがん検診受診率は前年より三割も減ってしまいました。

がん検診以外に、別の病気の治療中などに発見されるがんなども含めると、一万人のがんが未発見になっている可能性があります。そして来年以降、がんが進行した状態で見つかる人が大幅に増えるのではないかと懸念されているのです。

申し遅れましたが、私は国立がん研究センターに所属する、がん検診の専門家です。臨床医を経て研究者となり、がん検診の有効性を評価したり、がん検診に対する正しい知識を広める活動をおこなってきました。そして今、ただでさえ少ない日本のがん検診受診率が、さらに下がってしまうのではないかと非常に危機感を持っています。

がんの早期発見の機会をなくしてほしくない。がん検診について知ってもらい、正しく受診してほしい——そう思って、この本を書くことにしました。

実はこの「正しく」というところがポイント。まったく検診を受けない人がいる一方で、検査内容、年齢、受診タイミングなど、検診を受けすぎている人もいて、これもまた問題なのです。

詳しくは本書のなかで触れますが、がん検診には放射線による身体へのダメージや、偽陽性だったときの精神的な負担など、デメリット（不利益）もあります。そのため、ご本人にとってメリットよりもデメリットが大きい場合、私は「その検診は受けないほうがいいですよ」とお伝えしています。

この本ではがん検診の専門家の視点から、科学的根拠をもとに「受けたほうがいい」「受けなくてもいい」がん検診について解説しました。ポスト・コロナの時代、元気で長生きするために、がん検診をどう受ければよいのか、一緒に考えていきましょう。

『知らないと怖いがん検診の真実』　目次

序章

日本人が知らないがん検診の真実

「正しく」受けている人は意外に少ない!?

1章 がん検診も「受け方」次第で害になる⁉

がん検診の「4つの不利益」

2章

9割の人が誤解しているがん検診

日本のがん検診受診率が低い理由

3章 検診の前に知っておきたい、がんの基礎知識

検診でわかること、わからないこと

4章 それでも、この検査だけは受けたほうがいい!

長生きする人の検診の受け方、使い方

編集協力／名冨さおり
本文デザイン／青木佐和子

序章

日本人が知らないがん検診の真実

「正しく」受けている人は意外に少ない!?

がん検診の「受診控え」で1万人のがんの発見が遅れる⁉

二〇二〇年一月、国内で初の新型コロナウイルス陽性者が確認されてから、私たちの暮らしは激変しました。同年三月に緊急事態宣言が発令されたときには、日本中が強烈な不安に包まれます。

不要不急の外出の自粛、卒業式や入学式、ライブなど大勢が集まるイベントが軒並み中止となり、ついにはオリンピック・パラリンピックも延期が決定。日々報道される陽性者数とそれに呼応するように伝えられる医療機関の逼迫《ひっぱく》状況。遅々として進まないワクチン接種。コロナが引き起こしたネガティブな事象を挙げればキリがありません。

目に見えぬ新型コロナウイルスに怯《おび》えるなかで、自衛策といえばマスク・手指の消毒、そして「外に出ないこと」。

結果、「身を守るために控える外出」のなかに、なぜかがん検診まで含まれてしまったようです。

がん検診の受診控えを危惧《きぐ》する現場の声を受けて、公益財団法人日本対がん協会はコロナ禍での五つのがん検診（胃、肺、大腸、乳房、子宮頸部《しきゅうけいぶ》）の受診状況を調査しました。結果はと言うと、「はじめに」でも述べたように、二〇二〇年度の受診率は前年よりも三〇・五パーセントも減少していました。

がん細胞は人間の身体のなかで毎日五〇〇〇個も発生しています。だからといって皆がんになるのかというとそういうわけではなく、その都度、免疫細胞ががん細胞を退治するので事なきを得ているのです。しかし、免疫細胞の攻撃をすり抜けたがん細胞がいると、いずれ「がん」を発症させてしまいます。

コロナ禍で人間の活動は大幅に制限されました。

そんな人間界の出来事など、がん細胞にはまったく関係ありません。コロナ前と変わらず、日々、私たちの身体のなかでがん細胞は発生しています。

がん検診の受診率が約三割落ちるということは、早い段階でがんを発見するチャンスが失われたということ。少なくとも一万人以上の人が未発見の状態になるという予測が出ていることはすでに述べた通りです。

さて、一九六〇年、胃がんの検診ができるレントゲンカーが各地を巡回したのが、日本のがん検診の始まりといわれています。立ち上げに尽力なさった東北大学の黒川利雄《くろかわとしお》教授が「がん検診」を始めたのは、「治療をしたい」というただその一心からだったそうです。

当時のがん患者さんのほとんどは自覚症状が出てから、つまりがんが進行した状態でやっと診察を受けるため、入院とはすなわち「看取《みと》り」。「痛い、苦しい」を少しでも軽くするのがやっとで、元気に退院できる人はほとんどいませんでした。

治したいのに治せない。もっと早く受診してくれれば……。私が医師になった一九八九年の呼吸器科も同じような状態だったので、やるせない気持ちは痛いほどわかります。

看取りのための入院ではなく治療のための入院にするためには、がんを早く見つけなくてはいけません。そうして始まったのが、がん検診なのです。

コロナウイルスを恐れるあまり、検診を受ける人が減ったらどうなるか？

受診控えの揺り戻しは二～三年のスパンであらわれる可能性があります。そのときには、がん検診が存在しなかった一九七〇年代のがん患者さんのように、入院がすなわち看取りとなるほど一気に状況が後退するかもしれないのです。

内視鏡検査が激減。1日50人がたった3人に

二〇二〇年の非常事態宣言中、患者さんがパッタリ途絶えてしまったという開業医の先生方は大勢いらっしゃいます。

かつては一日五〇人に内視鏡検査をしていた先生が、「一日に患者さんが三人来ればいいほう」と嘆きつつ、「このままでは初期段階でのがん治療の機会を失う患者さんが増えてしまう」と非常に心配していました。助かる命が助からなくなるのです。

内視鏡医の心配を裏付けるデータも出ています。十分治せそうな比較的軽い状態の手術が減ったのです（「大阪大学及び関連施設における大腸癌《がん》手術の実態調査」）。

「がん検診でひっかかって病院で検査、初期段階のがんが見つかって手術」というルートができているにもかかわらず、第一歩となるがん検診に到達する方が減ったがために機能しなくなっているのです。

新型コロナウイルスの影響は、がんの治療にも及んでいます。

数週間単位で受ける必要がある放射線治療を、「コロナ禍で二五回も通院するのは怖い」と拒否する患者さんも出てきたのです。

基本的に病院というところは、感染症が疑われる患者さんと一般の患者さんの動線が交わらないように配慮されているので、コロナだろうがインフルエンザだろうが、感染するリスクは大変低いのです。

「でも、医療機関でもクラスターが発生しているじゃないか」という反論が聞こえてきそうですが、多くの場合、それは介護老人福祉施設であって、がんの検査や治療をおこなっている医療機関とはまったく性質が異なります。

医療従事者へのいわれなき偏見や〝マスク警察〟の登場など、コロナウイルスに対する過剰反応はさまざまありますが、新型コロナウイルスを恐れるあまり、「がん」に関することを後回しにしてしまうのも過剰反応のひとつと言えるのです。

あえて言います。「がん検診は受ければいいというものではない」

「日本人の二人に一人ががんになる」

メディアでよく出てくるフレーズです。実際、がんになったお身内やご友人がいらっしゃるという方も多いと思います。

がんという病気への不安は大きいのでしょう。がん保険の加入率は四二・六パーセント（『令和元年度　生活保障に関する調査』生命保険文化センター）と、こちらもほぼ二人に一人の割合です。

では、「がん検診」の受診率はどれくらいかというと、検診部位や年齢、性別によって異なりますが、胃がんに限ってみると次のような結果になっています。

・男性……四八・〇パーセント
・女性……三七・一パーセント
（過去一年間の受診率。「2019年　国民生活基礎調査」厚生労働省）

右の数値を高いと思いますか？　低いと思いますか？

パッと見では見当がつきませんよね。では、世界との比較で考えてみましょう。

世界的に見ると、日本のがん検診の受診率は「低い」のです。

日本はＯＥＣＤ（経済協力開発機構）加盟国の三〇カ国のなかで、がん検診の受診率が最低レベル。私が所属している国立がん研究センターも「検診受診率五〇パーセント」を目標にせっせと情報発信している状態です。

がん保険に入って「備え」は万全のつもりでも、肝心の「発見」ができなくては元も子

日本のがん検診の受診率(2019年)

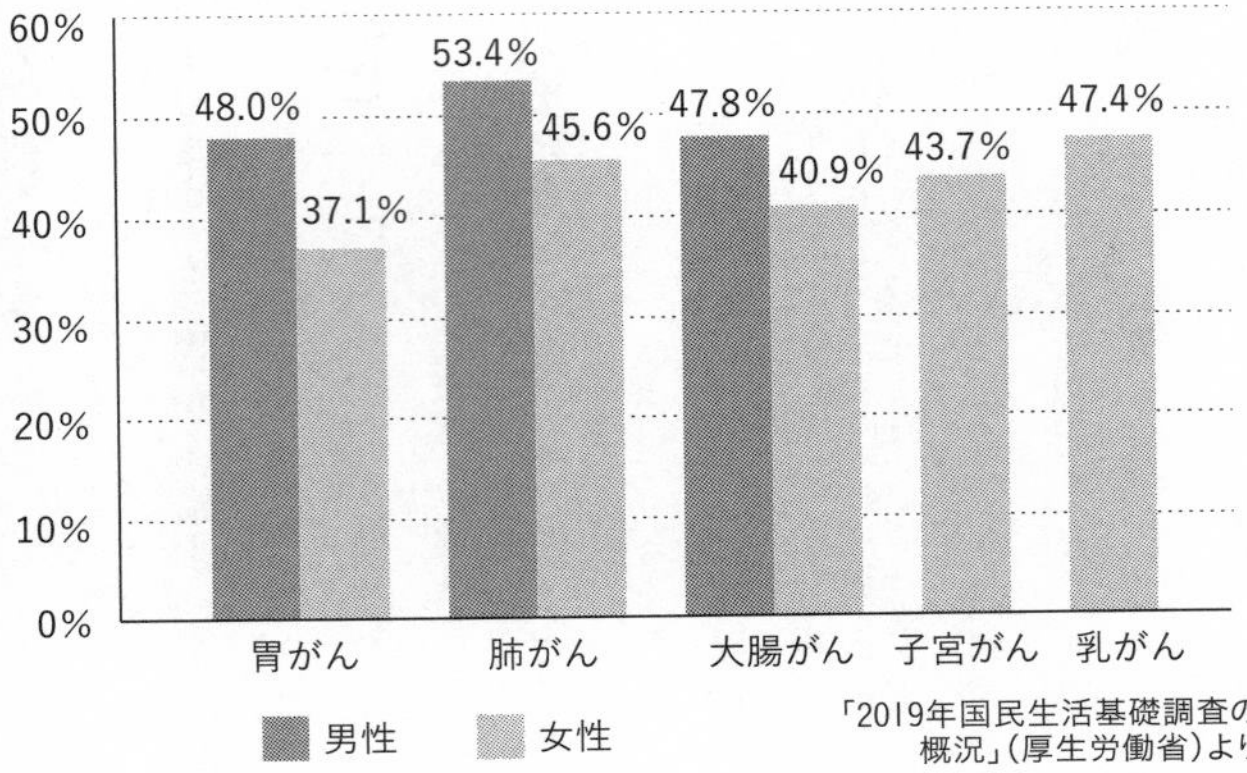

過去１年間。子宮がん、乳がんは過去２年間。

もありません。検診でがんが見つかれば、速やかに対処を考えることができます(「対処」とは治療のほか経過観察も含みます。必ずしも「がん発見＝治療スタート」ではない点も、ぜひ覚えておいでください。このあたりは「がんは早期発見すれば治る?」「122ページ」で詳しく説明します)。

「だから、皆さん、毎年がん検診を受けてください」

と書ければ話は簡単なのですが、そう単純にはいきません。

「受けなくてもいいがん検診」もあるのです。

コロナによるがん検診の受診控えがいかに危険かを書き連ね、世界的に見て日本のがん

検診(スクリーニング)の質と効果

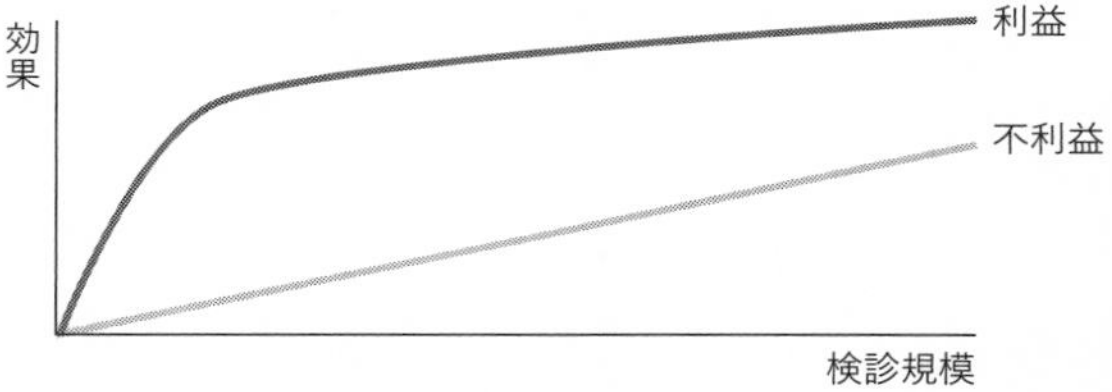

検診の規模が拡大すると、最初のうちは受診する人のなかにがんを抱えている人が多いので、発見率も高く利益は増えていく。
受診率が高くなりすぎると、毎回受診する人ばかり(がんを持っている人はすでに診断・治療され、検診を受診しない)になり、がんを持っていない人(がんのリスクが低い人)がほとんどになってくるので、発見率は低下し、利益は頭打ちになる。
一方、検診による不利益はがんのリスクに関係なく、受診するたびに一定の確率で起こるので、受診率が高くなると不利益は比例して増加し、検診による利益と不利益が近接してくる(場合によっては不利益が利益を上回る)。

検診の受診率は最低レベルと煽《あお》って、しかも、あろうことか、がん検診を推奨すべき職についているにもかかわらず、「受けなくてもいいって、どういうこと？」と混乱なさるかもしれません。

仕事柄、セミナーや講演に呼んでいただくことが多いのですが、「がん検診は受けなくてもいい」発言をしてはたいそう驚かれています。取材を受けた新聞や雑誌の記者の方からも「検診を受けなくてもいいと言った医師は先生が初めて」と言われ、「参ったな、プロットを練り直さないと」と苦笑いされることも。

もちろん、「一切受けなくてもいい」わけではありません。受診をおすすめするがん検診と、その頻度については157ページにまとめました。適切に受診すればメリットをしっかり受け取ることができます。

近年、医療の現場では過剰な検査や治療を避ける「Choosing Wisely（賢い選択）」という考え方が広がりつつあります。不要な検査や治療を受けない「賢い選択」をするためには、患者さん自身の意識のありようが問われると言っていいでしょう。受けるべきがん検診と受けなくてもいいがん検診を理解し、適切にがん検診を受けることは、「賢い選択」そのものなのです。

なぜ「乳がん検診キャンペーン」は専門医から批判されたのか

覚えている方もいらっしゃるかもしれませんが、一〇年以上前、末期の乳がんが見つかった二四歳の女性の闘病生活がテレビで放送されました。彼女の姿は大反響を巻き起こし、『余命1ヶ月の花嫁』として映画化。

彼女のような悲劇を少しでも減らそうと、テレビ局が音頭を取って「乳がん検診キャンペーン」が大々的に展開されます。乳がん検診車が全国各地を巡り、二〇～三〇代の女性に格安でマンモグラフィーを受けてもらおうというのです。

しかし、このキャンペーンに物言いをつけたのが専門家、それも乳がんの権威として著名な医師たちでした。

「科学的根拠のない検診をテレビ局が推奨するのは問題」として、公開質問状を内容証明書付き郵便でテレビ局宛に送ったのです。

同年代の若い女性が「がん」になって命を落としたと知ると、「もしかして自分も」と不安に感じるのは当然のことでしょう。格安で検査が受けられるとなると、飛びつく気持ちもわかります。

しかし、二〇代前半の乳がんの罹患率《りかんりつ》は一〇万人のうち一・九人（二〇一五年）。二〇代後半でも八・五人。この数字は実に低いと言えます。

比較対象として交通事故の数値を見てみましょう。

交通事故で亡くなる方の割合は七〇代以上を除くと、一〇万人あたり一・九人（二〇一六年）。これは日本の全人口から割り出しているので、分母には寝たきりの人や入院中の人まで含まれています。つまり、まったく外に出ない人まで含めての「一・九人」。そんなとんでもないほど低い数字と同じなのですから、二〇代で乳がんになるのがどれだけ稀《まれ》なことなのかわかるでしょう。

あまりにもこの年代の患者さんが少ないので、世界的に二〇代は乳がんの検診対象としていません。

日本の厚生労働省が出した指針でも乳がん検診は四〇歳以上。アメリカでは四〇代でも「乳がん検診はまだ早い」という考えで、エビデンス的には不要と判断されています。

マンモグラフィーは乳房に石灰化や腫瘤《しゅりゅう》がないかを探すためのもので、若い人の乳房検査には不向き。二〇～三〇代は乳腺が多くて石灰化や腫瘤との判別がかなり難しいからです。この年齢で乳がん検診を受けて、全員異常なしと判定されるわけではありません。異常と判定されるほとんどのケースは治療の必要がない乳腺症ですが、それでも「念のため」と「再検査」の知らせが届いてしまいます。

ただ、若い女性ががんにならないわけではありません。

子宮頸がんは一〇万人中の罹患率が二〇代前半で一七人、後半には八〇人。

ざっと比較しても乳がんの一〇倍の罹患率です。テレビや映画で話題となった乳がん検診だけを盛り上げ、本当にリスクが高い子宮頸がんに対しては検診の啓蒙はしない。これではあまりにもアンバランスです。

このキャンペーンをきっかけに「子宮頸がんへの意識も芽ばえて検診を受けるようになった」というなら意義がなかったとは言えません。

が、実際にはそうした波及効果はなく、不要なマンモグラフィーで痛い思いをしただけ。これで済んだらまだマシなほうで、乳腺症でひっかかって再検査の通知が届き、「私も乳がんなの⁉」とパニックになるケースを量産しただけでした。

こんながん検診、本当に必要でしょうか？

「受けない人」「受けすぎな人」に二極化しているがん検診

誤解を恐れずに言えば、検診を提供する側である私たちの目標は「がん検診の受診率を上げる」ことではありません。

最初のステップは、皆さんに「正しくがんという病気やがん検診を理解してもらうこと」。そのうえで「がん検診を受診してもらうこと」。受診率アップはここで達成できますが、さらに先があります。最終的には「がん検診ががんの発見・治療につながり、がんによる死亡率を減らすこと」が私たちの本当の目標です。

残念なことに、日本はがん検診の受診率がなかなか死亡率に反映されません。毎年受診する人がいる一方で、「検診、興味ないわ」「めんどい」などと、まったく受診しない人もいて、受診が二極化しているからです。

一年目はこの人々、二年目は別の人々、三年目はまた別の人々といった具合に、順繰りに満遍なく受診者が広がっていく欧米とは対照的です。

今後の日本のがん検診では、「無関心層」を取り込んでいくのは当然ですが、「熱心に毎年受けている」方々にも、がん検診の適切な受け方を伝えていく必要があると思っています。

自治体のがん検診（住民検診）、職場でのがん検診（職域検診）、個人的に受ける人間ドックなど、「検診」といっても、運営主体も費用もさまざまです。

がんや検診について理解がないと、「下手な鉄砲数撃ちゃ当たる」の発想で、やたらめったら受けて「ああ、安心」となりがちです。

「やたらめったら」というのは、頻繁《ひんぱん》に検査を受けること、人間ドックなどであれもこれもと検査項目を追加すること。そして、がんや検診のことを理解しないまま受診するのも「やたらめったら」。がんを知らない人が言い出したキャンペーンに乗っかってしまうなど

欧米と日本での検診の受診状況

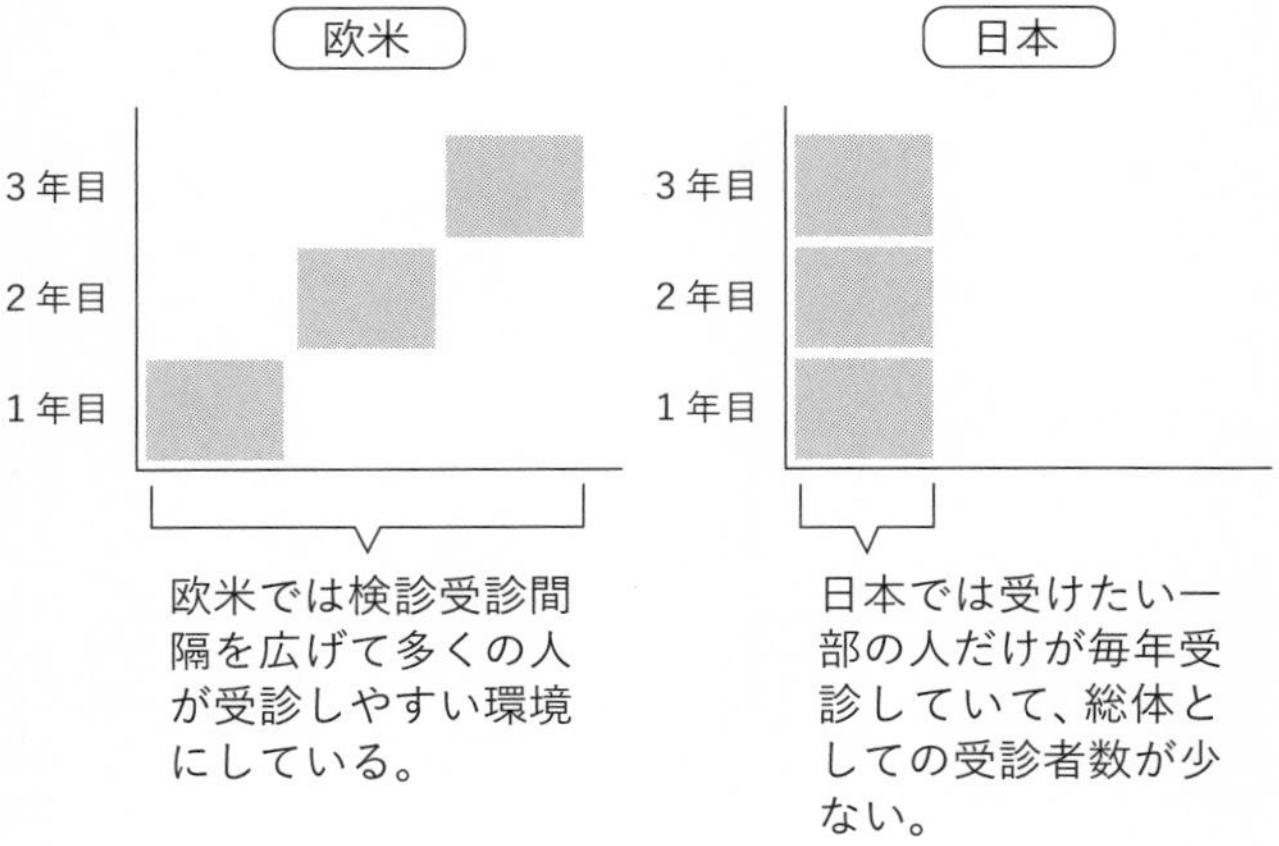
欧米
3年目
2年目
1年目
欧米では検診受診間隔を広げて多くの人が受診しやすい環境にしている。
日本
3年目
2年目
1年目
日本では受けたい一部の人だけが毎年受診していて、総体としての受診者数が少ない。

は、これです。

検診にはメリットとデメリットがあります。この二つを正しく理解して受診してほしいのです。こう言うと、「がんという恐ろしい病気を見つけてくれるなら、少々のデメリットなど問題ではない」とおっしゃる方もいるでしょう。

ここには大きな誤解があります。

がん検診は万能ではありません。

すべてのがんを、確実に見つけられるものではないのです。

そして、すべてのがんが危険なわけでもありません。

それでも検診を受ける意義があるのは、がん検診で早期に発見・治療できるがんがあるから。早期にがんが発見できたら、その後の選択肢が広がり、身体にやさしい治療を選ぶことができ、肉体的・金銭的な負担を抑えることができるからです。

人間の心理として「メリットがある」と感じるとつい飛びついてしまいますが、あなたが受けようとしているがん検診のメリットとデメリットを秤《はかり》にかけてみると、デメリットのほうが大きい「受けなくてもいいがん検診」かもしれません。

あまり語られることがなかった、がん検診のデメリットについて1章で説明しましょう。

1章

がん検診も「受け方」次第で害になる⁉

がん検診の「4つの不利益」

診察室で感じた「その検査は本当に必要なのか」という疑問

私が医師としてのキャリアをスタートさせたのは、大阪府立成人病センター（現・大阪国際がんセンター）です。

既存の考えに対して「ほんまかいな？」と投げかける好奇心と、突拍子もない発想や発言を「おもろいやないか」と受け止める度量がある、一風変わった病院でした。

自由闊達《かったつ》な空気に満ちた病院で呼吸器内科医としてたくさんの肺がん患者さんを診ることになるのですが、かなり厳しい状態の患者さんが多かったのを鮮明に覚えています。

今は肺がんによく効く抗がん剤も出てきましたが、当時はそんなものはありませんでした。進行した肺がんの患者さんに対して効果的な治療は皆無に等しかったのです。

その頃、アメリカのがん専門医にインタビューした調査報告書が発表され、そこでも「自分が進行した肺がんと診断された場合、抗がん剤治療はしない。痛みを取り除くことに専念する」と回答した医師が大多数と記されていたほどです。

患者さんの苦痛をやわらげることはもちろん大事なことですが、治療らしい治療はなにもできず、「死に水をとるだけの日々やないか」と苦しい思いを抱えていました。

「患者さんを治すために医者になったんだ。こんなことをするために医者になったんじゃない」

そう言って同期の二人の呼吸器内科医は診療科を変更しました。若い医師にとっては、あまりに酷《こく》な「がん治療」の現実だったのです。

勤務していた病院は、がんにおいては日本でトップクラス。診断や治療のほか、がん検診の開発や評価もおこなっていて、検診のあり方にも目を向けていました。

「もっと早く病院に来てもらう＝手術できる患者さんを増やす」ためには、治療の導入部に当たる「がん検診」の役割を拡充する必要があるのではないか。がん検診にまつわる情報やデータを整理する研究が必要なのではないか。

がん検診に焦点を当てた研究に、現状を変える兆しを感じ取るとは、やっぱり変わった病院だったと思います。

「じゃあ、研究のほうもやってみるか？」と話が進み、私は臨床と研究の二足のわらじを履くことになったのでした。

患者さんを診つつ研究も進めるのは体力勝負なところもあり、大変は大変でしたが、二つの領域をつなぐ作業は刺激的なものでした。

国の施策に関連する研究をしながら、患者さんの急変で夜中に呼ばれることも多々ありました。がん予防やがん検診はがんの入り口、患者さんの看取りや遺族のケアというがんの出口まで対応したのは、今から考えると、よくぞそこまで……と思います。

でも、臨床と研究の両輪で走ったおかげで検診と治療のつながりが見えるようになり、取り沙汰されることがなかった検診の「不利益」にも意識が及ぶようになったのです。

がん検診の4つの不利益

検査とは時間がかかるものです。

当日の待ち時間もそうですが、結果が出るまでにも日数がかかります。どうやったって「時間」は払わなくてはいけませんが、それは検査の「必要経費」。皆さんも納得できるでしょう。

でも、がんを見つけるための検査で、身体や心にダメージを受けるとなると、それが「必要経費」と言えるでしょうか。

不利益①――放射線被曝の影響

がん検診は職場や自治体、人間ドックで受けることができます。最も基本的なメニューは自治体のがん検診でしょう。

自治体のがん検診には、肺がん、胃がん、大腸がん、子宮頸がん、乳がんの五つがあります。このうち放射線被曝《ひばく》のリスクがあるのは次の三つです。

・肺がん検診……胸部X線
・胃がん検診……胃X線
・乳がん検診……マンモグラフィー

「放射線」や「被曝」という単語は非常にインパクトがあり、ドキッとする方も多いでしょうが、もし、あなたが四〇代以上であればホッと胸をなで下ろしてください。

医療現場で用いられる放射線は身体へのダメージを最小限にするため、だいぶ控えめな設定になっているので、残りの人生でX線検査を数年ごとに一回受ける機会があったとしても深刻な健康被害につながることはないからです。

ただ、二〇代となると話は違ってきます。

放射線は遺伝子を傷つけるということをご存じの方は多いでしょう。

最新の研究では放射線を当てられると、わずか五分で細胞に傷ができるということがわかりました。

ただし、細胞は修復する力があるので時間とともに傷は治っていきます。その修復機能が落ちると傷ついた遺伝子ががんの原因となってしまうのです。

遺伝子が傷つき、そして修復されていく作業は分単位で起こっているので、年に一回のX線検査の影響がどれほどのことか、実際には判断が難しいところもあります。

しかし、将来的になんらかの病気にかかってしまったら、X線検査やCT検査は必須。一回一回の線量が少なかったとしても合計してかなりの量の放射線を浴びることは避けられません。

そのときに備えて、それまでに浴びる放射線の量を抑えておくのは決して間違いではないのです。

20代でのバリウム検査にメリットはない

特に「これは不要」と言ってもいいのが二〇代での胃部X線検査。「胃バリウム検査」と書いたほうが、「ああ、あのきつい検査」とピンとくるのではないでしょうか。

自治体の検診では胃がんの検査対象者は五〇歳以上、検査頻度は二年に一回。四〇代の胃がん患者は明らかに減少しているので、検査も胃がんのリスクが上がりはじめる五〇歳以上からでよいだろうとの判断からです。ピロリ菌の感染者が大幅に減り、胃がん患者自体もかなり少なくなったので、近い将来は五五歳、あるいは六〇歳からにしても問題はないと言われています。

二、三〇年前までは二〇代、三〇代で手術もできない状態の胃がん患者さんが結構いたのですが、ピロリ菌の感染者が激減したためでしょう、一〇年ほど前からその年代の胃がんは滅多に見なくなりました。

三二歳で胃がんで亡くなったフリーアナウンサーの黒木奈々《くろきなな》さんや、三四歳で胃がんを公表した広島カープの赤松真人《あかまつまさと》外野手（当時）のように、時折、若い方の罹患がメディアで話題になりますが、本当にかなり特殊な例です。

胃バリウム検査では結構な量のバリウムをグビッグビッと飲んで胃のなかに広げて胃の様子を観察するため、検査の間はずっと放射線を浴びることになります。位置的に卵巣に放射線が当たる可能性も考えられます。

胃がんのリスクもないのに大量の放射線を浴びる必要などありません。自治体や多くの職場のがん検診では二〇代は胃バリウム検査の対象外となっているので回避できますが、人間ドックなどは要注意。オプションなどでうっかり選ぶことがないようにしてください。

現在は医療用の放射線はかなり低めに設定されていますが、昔はかなりきつい放射線を検査で使っていました。

半世紀以上も前のドイツで結核患者の肺を毎週毎週X線で撮影をしていたところ、乳がんを発症する方が増えたということです。

また、若いときに背骨の検査で頻繁にX線検査を受けていた人が後に乳がんを発症したという報告もあります。

今と比べものにならないほどの量の放射線を撮影に使っていた時代なので、この例から「X線検査を受けたらがんになる！」と受け取るのは早計。

この例が示しているのは放射線とがんの関係であって、教訓を得るとしたら「放射線は浴びないに越したことはない」という、ごく当たり前の結論です。

CT大国日本は医療被曝も世界一？

イギリスなどは本当に「ここぞというときしかX線検査はしません」というスタンスで回数を制限する発想ですが、国際的には「医療被曝は仕方ない。被曝の度合いを把握していこう」という流れになっています。

日本でも医療法施行規則が改正され、X線装置などを備えるすべての病院・診療所に対して患者さんの医療被曝の線量を管理・記録することが義務づけられました（二〇二〇年四月一日施行）。

さて、X線検査が含まれるがん検診について、海外では生涯で受ける検診回数が検討材料として上がっています。がんごとに検診が必要な年齢を何歳から何歳と区切って、間隔も開ける。そうすることで「医療被曝」という検診の不利益を抑えようとしているのです。

我が国はどうかというと、がん検診の不利益を検討する段階にはまだ到達していません。つまり、検診対象年齢になったら自動的・定期的にX線検査を受け続けることになるわけです。

X線検査の話ばかりになりましたが、CT検査も被曝リスクがあります。

CT検査はX線を使って身体の断面図を撮影するもので、得られる画像は鮮明なのですが、その分、浴びてしまう放射線量も多くなってしまいます。

死亡率を下げるデータがないことから、CT検査は自治体のがん検診ではすすめられていないにもかかわらず、日本は世界で一番CTの数が多い国です。

国によっては大学病院など一部の特別な病院だけしか所持できないようにCTの数を制限していますが、日本では街のクリニックでも普通に導入しているので「世界一のCT大国」になってしまいました。これだけCT検査が一般的になると、「よそはあるのに、うちにないのも具合悪いな」と導入してしまうのでしょう。

皆さんが検診を受けるときにも、「あの人も受けているから自分もCTやっとこう」と流されてしまいそうになるかもしれません。

でも、ちょっと立ち止まって考えてほしいのです。ご自身の年齢と被曝リスクを秤にかけて「本当に必要な検査か」どうかを判断してください。

コラム

過去には職業被曝の事例も

歯医者さんで歯のX線写真を撮るときに重いチョッキを着せられますよね。あれは放射線をカットする防護衣。首や手を守るための防護具もあります。

昔むかしの放射線科の先生のなかには「放射線は浴びてなんぼ」という恐ろしい心意気の方がいました。X線撮影のときに防護具なしに患者さんの身体を支えたりするものですから当然被曝します。そんなことをして無事なわけがなく、とうとう指にがんができてしまった先生もいました。

極端なケースではありますが、色もにおいもない、当たっても痛くもかゆくもない放射線は存在を感じにくく、その害にも無頓着になってしまうのかもしれません。

不利益②の1――検査による身体へのダメージ……バリウム検査で骨折!?

前項でも触れた「胃バリウム検査」は、経験した人のほとんどが「きつい」と言うほどハードな検査のひとつです。

検査の前夜から絶飲絶食。平気であれこれ食べたり飲んだりしている家族を横目に見ながらの我慢は地味にきついですが、これなどは序の口。

検査で飲む発泡剤、バリウムがまずい。しかもバリウムは大量にあります。あんまりまずいのでバリウムを飲み干すのは一苦労で、発泡剤の影響で出そうになるゲップにも耐えなくてはいけません。

バリウムを飲みつつ検査台の上でゴロゴロ転がったり、身体の向きをあちこち変えながら検査は進みます。検査台の角度はしょっちゅう変わり、九〇度近く立ち上がることもあれば、頭が下で足下が上がるような角度になることもあります。

誰かが支えてくれるわけではないので、自分の手でしっかりと検査台の左右についたバーを握り、足を踏んばって身体を固定しなくてはいけません。無事に検査を終えられたら、胃の状態はさておき、とりあえず握力と脚力には太鼓判がもらえます。

健康な人でなければできない検査です。

胃バリウム検査が始まった五〇年前は、腰の曲がったお年寄りが検査を受けることなどありませんでしたし、必要とあれば医者がそばについて検査を受ける人の身体を支えたりサポートをしたものでした。

検査のたびにサポートをしているとかなりの被曝になりますから、医者が一緒に検査室に入ることはなくなり、検査を受ける方が自力で身体を保持しなくてはいけなくなりました。

地方で検診を担当している方に伺うと、お年寄りは検診をとても楽しみにしてくださっているとのこと。張り切って受診してくださるのですが、胃バリウム検査は検査台から落下するんじゃないかとヒヤヒヤすることもあるそうです。

検査台は高さがあるので落下すると大けがの恐れもあります。せっかくいらしてくださったのに「体力的に厳しそうなので検査は見送りましょう」と言うのは気持ちを傷つけてしまいそうで、なかなかつらいところですが安全には代えられません。

病気を発見するための検査が体力テスト、それもかなり危険な体力テストになってしまってはいけないのです。

また、バリウムでひどい便秘になって入院にまで至る場合も稀にあるので、高齢の方には基本的にはおすすめしません。

不利益②の2――検査による身体へのダメージ……内視鏡検査で脳卒中に

自治体や職場の大腸がん検診では、便に潜血が混じっているかを調べます。ひっかかった方には精密検査の案内が届き、大腸内視鏡検査に進んでもらいます。

大腸内視鏡検査で身体にダメージとなると、内視鏡で腸を傷つけるとか、最悪の場合、穴を開けてしまうなどを想像するかもしれませんが、そうした事故はそうそうありません。

万が一、検査中にそんな事故が起きたとしても即座に対応ができますし、検査との因果関係もはっきりしています。

しかし、大腸内視鏡検査では、検査から一カ月近くたった頃に、検査の悪影響が出てくる場合もあるのです。

――大腸内視鏡検査のダメージはタイムラグを置いて出てくることがある――

そんな危惧を初めて聞いたのは一昨年のこと、大阪の開業医の先生からでした。

「腎臓を悪くしたり心筋梗塞を起こしたお年寄りに、一カ月前に大腸内視鏡検査を受けていたという共通点があった。ひょっとしたら検査が引き金になったのかもしれない」

それからほどなくして、アメリカからまったく同じ指摘をする論文が発表されました。大腸内視鏡検査をしたお年寄りを追跡調査したところ、一カ月後に脳梗塞、心筋梗塞、腎不全などを起こした人が明らかに増えていたのです。これらの病気は「脱水」が原因で引き起こされるものです。

確かに、大腸内視鏡検査を受けるための「下準備」は脱水を招く危険が高いと言えるでしょう。

肛門から内視鏡を入れて腸のなかを検査するため、あらかじめ腸を空っぽにしておかなくてはいけません。前日は検査機関から渡された検査食か、おかゆなど消化のよいものを食べ、当日は絶食。

腸のなかをすっかりきれいにするために大量の下剤を飲み、仕上げには浣腸《かんちょう》もします。

食事を抜いて下剤を飲んで浣腸までするのですから、お年寄りのなかにはかなり調子を崩す方も出てきます。がんばって病院まで来たものの顔色は真っ青でフラフラ。検査どころではなく、輸液をしてお帰りいただくこともあるのです。

検査後にあわてて水分を補給しても、一度脱水状態に陥った身体が速やかに元に戻ることはありません。

肉体的にきつい検査をどうにかやり遂げ、検査の苦痛の記憶もやっとやわらいだ頃、脳梗塞などのダメージがドーンとやってくるとは、なんともやりきれない話です。

どうしても検査が必要なときは入院で

脳梗塞、心筋梗塞、腎不全などを起こしたことがある方は、脱水症状を起こす危険がある大腸内視鏡検査は避けたほうがよいでしょう。どうしても検査が必要な場合は外来ではなく入院で。身体の負担を少しは軽くすることができるはずです。

胃バリウム検査や大腸内視鏡検査のように、検査のなかには相応の体力が必要なものもあります。

体力がなければ検査に負けてしまい、その黒星が尾を引いて後の病気のきっかけになってしまうのです。

病気を見つけるはずの検査が病気の原因になるなど、こんな残念なことはありません。

検査の前に、ぜひご自分の体力とじっくり相談してください。検査を受けないことが、あなたの健康を守る場合もあるのです。

不利益③——偽陽性時の精神的な不安

がん検診で、がんはないのに「がんの疑いあり」とされて精密検査を要求されることを「偽陽性」といいます。再検査での偽陽性割合が最も高いのは胃がん検診の九八・五パーセント、最も低いのが乳がん検診の九五・八五パーセントといわれています。

さて、私が駆け出しの医者だったとき、同じ病院に外科医として高く評価されている部長先生がいらっしゃいました。その名も「鬼瓦権蔵《おにがわらごんぞう》（仮名）」。

業界で知らぬ人はいないという神業の持ち主で、学会でも強面《こわもて》で有名でありながら、それを鼻にかけることなく、ヒヨッコの私にもフランクに接してくれる気さくな方。でも、見た目がちょっと強面なことから「鬼瓦権蔵」の愛称（？）がついていたのでした。

私が夜の医局で帰宅の準備をしていると、科が違う鬼瓦先生がふらりと入ってきて、そーっと椅子に腰掛けました。

様子がちょっとおかしい。どんよりした雰囲気です。よく見ると涙目ではないですか。

「どうしはったんですか、先生」

「……職員検診の胃の検査でひっかかってな」

「はあ、それは大変ですなあ」

「……明日、胃カメラやるんだよ」

「胃カメラ、初めてですか？　○○先生はお上手ですから、すぐですよ」

「……がんだったらどうしよう」

「え？」

「がんが見つかったらどうしよう」

てっきり初めての胃カメラが不安なのかと思ったら、胃カメラなど一足飛びに「がんだったらどうしよう、いや、がんだ、きっと」と嘆き悲しんでいるのでした。その夜は1時間ほど不安な気持ちをお聞きしました。

結局、胃カメラの先生に「きれいな胃です」と言われて一件落着。すっかり以前の鬼瓦先生に戻ったのですが、検査前夜の怯えぶりは大変なものでした。

医学畑以外の方が、検診で再検査になって「がんなの？」と驚くのはわかります。

しかし、医師は「偽陽性」のことを知っています。「再検査＝がんではない」ということなど医師にとっては常識ですし、再検査の胃カメラで本当にがんが見つかる割合がごくわずかであることも理解しています。がんという病気のことなら一般の方より、うんとうんと熟知しているはずなのです。

――それでもこれほどの不安に襲われるのか――

がん検診の再検査の衝撃がいかに大きいのか、まざまざと感じた出来事でした。

「要精密検査」から始まった検査行脚の日々

詳しくは後述（「再検査＝がん陽性」とは限らない」99ページ）しますが、がん検診の「再検査」は、それほど心配する類いのものではありません。

ひとつの例として、二〇一六年のデータをご紹介しましょう。胃がん検診を受けた二五〇万人近くのうち、要精密検査になった人は六・七八パーセント。しかし、実際にがんと診断されたのは精密検査を受けた人の一・五パーセント（「平成29年　地域保健・健康増進事業報告」厚生労働省）。

がん検診は、「がんの人」を一本釣りするものではありません。「がんかもしれない人」まで大きく網を広げて拾い上げます。

だから、グレーゾーンの人、グレーゾーンにちょっとかかっているかもしれないという人も念のため再検査の対象となるのです。結果的に再検査で詳しく調べたらがんではなかったという、「偽陽性」の人がどうしても出てしまいます。

ある四〇代後半の女性は、お子さんが志望校に合格して大学生になり、いよいよ子育ても一段落。ホッとしたところに、自治体からの胃がん検診の知らせを受け取りました。

「そういえば、ちょくちょく案内が来ていたな」

それまで、お子さんの部活や塾の送迎、週三日のパート、それぞれの両親の様子見など、平日も休日も予定はびっしりで我が身を顧みる暇などありませんでした。

幸い風邪をひくこともなく健康で過ごせてはいましたが、どこかで「検診を受けていない」ということは不安としてくすぶっていたそうです。

ちょうど時間もできたことだし、長年の不安をスッキリさせようと初めて検診を受けるのですが、数週間後に届いた検診結果を見て仰天します。そこには「要精密検査」と記されているではないですか。

当時、私は勤務先の病院でがん検診を担当していました。

検診結果を説明するにあたって目立った問題はないので「安心してください」と伝えたのですが、まったく納得できないご様子。どうしても胃内視鏡検査をしたいと主張なさいます。医者の立場からは不要な検査は避けたいのですが、結局、それで安心できるのならと根負けして検査をすることにしました。

女性が非常に大きな不安を抱えていることがひしひしと伝わってきて、少し冷静さに欠けている印象を受けた私は、胃内視鏡検査の当日に付き添いのご主人と二人だけで話をする時間をつくりました。

「奥さん、大丈夫ですよ。安心なさってください」

「ええ、前の病院でもそう言われました」

「どういうことですか？」

「この病院でもう五つ目ですわ。自治体のがん検診で再検査と言われてから、もう二年もこの調子です。どこに行っても『がんではない』と診断されるのに、『みんなウソをついている』と思い込んでしまって。家族が一生懸命説得してもムダで、もう本人が自分を抑えられないんです」

偽陽性で動揺される方は何人も見てきましたが、二年という長さに言葉を失う私に、ご主人がポツリとこぼされました。

「終わりの見えない闘いですよ」

生真面目《きまじめ》な方、ナイーブな方が「思いがけず」再検査の通知を受け取ると、大きなトラウマとなってしまうことはよくあることです。そうなると何度検査を繰り返しても、「がんかもしれない」という不安を払拭することはできません。

知識や情報、ときには目の前の「事実」でさえ、大きな不安の前では無力。一切なぎ倒されてしまうのです。

がんの手術をした人と同じくらい心に傷が残る

アメリカがん学会は、乳がん検診で偽陽性となった方が、どのような精神状態になるのか、それがどれくらい続くのかを調査をしました。

マンモグラフィーで再検査の必要ありとされた女性のほとんどが、不安、落胆といった感情面での影響を受けたほか、日常生活や睡眠時間などに悪影響があったと答えたそうです。

こうした心理的な影響は一過性のものではなく、一年以上も悩まされた女性もいたというので深刻です。

メンタルへの影響は個人差があります。再検査で「がんではない」とわかった途端、さっぱり忘れて以前と同じ調子に戻る人もいれば、気持ちの切り替えができずに不安を抱えたままという人もいます。

偽陽性の心理的な影響への研究では、「乳がんが発覚して手術をした人」と「偽陽性の人」の精神的なダメージが同等であったというケースも報告されています。

検査によって大きな心の傷を受けるリスクがあることも知っておいてください。

不利益④――過剰診断の問題

先ほどはがん検診の不利益として「偽陽性」について説明しました。また新しい言葉を覚えていただきましょう。今度は「過剰診断」です。

さて、「過剰診断」とは、次のどのケースだと思いますか？

①がんではないのに「がん」と診断すること

②診断後に不要な治療をすること

③見つけなくてもいい「がん（または、がんかもしれないもの）」を見つけること

ひとつずつ、答え合わせをしていきましょう。

まず「①がんではないのに『がん』と診断すること」は「いかにも」な感じがしますが×。過剰診断ではありません。これは誤診のひとつです。

次の「②診断後に不要な治療をすること」は△。過剰診断のあとに連なるものではありますが、あえて言えば「過剰治療」になります。

過剰診断に当たるのは「③見つけなくてもいい『がん（または、がんかもしれないもの）』を見つけること」です。

がんはすべて治療対象となるものでは、必ずしもありません。ほとんどの方が「がん＝

命に関わる病気」という誤解を抱いていますが、放っておいてもよいがんもあるのです。

「がん」という病気は実に多種多様です。

進行がゆっくりゆっくりで、その人が存命中に悪さをおこなえるほど大きくならないがんもあれば、いつの間にか消えてしまうがんすらあります（「自然に治るがんもある⁉」147ページ）。

がんがあったからといって、その人の健康や命に必ず影響を及ぼすわけではありません。ただ、このあたりの見極めが困難な場合もあります。

過剰診断とは、そんな「命に関わらないがん」や「がんかもしれないもの」を見つけてしまうこと。そして、さらなる検査や治療へと突き進んでしまい、患者さんに不利益を与える点に問題があります。

検査や治療には精神的・身体的、さらに経済的な負担がかかりますが、万が一、その過程でなんらかのトラブルに見舞われるようなことがあると、その後の負担は計り知れないものになります。

以前、一緒に仕事をした新聞記者のお父様は、不運なことにそんなトラブルに遭ってしまいました。

早期発見、早期治療のための検査が、1カ月のICU生活に

その記者は医療関連の記事をずっと書いてきただけあって、ご自身やご家族の健康にも人一倍気を配っていました。特に七〇歳になったばかりのお父様には「高齢者が一度体調を悪くするとガタガタと崩れてしまう」という心配から、ちょっと高額な人間ドックを毎年プレゼントしていたそうです。

さて、人間ドックは公的なものではなく、各々の病院でメニューを決めていて、腫瘍マーカー、PET検査など、そのときどきで流行《はや》りがあります。最近のトレンドは膵臓《すいぞう》がんの超音波検査。

「膵臓がんは見つけにくく発見したときには手遅れである」という情報が広く知られるようになったからでしょう。当然、記者の方もそのことは知っていて、お父様の人間ドックのオプションに膵臓がんの超音波検査を追加したそうです。

果たして、その超音波検査で膵嚢胞《すいのうほう》が見つかりました。膵嚢胞とは膵臓にできる水がたまった袋で、炎症が原因でできることもあれば腫瘍の場合もあります。

膵囊胞の根元にポリープができるとがんになる可能性があることから、検査で膵囊胞が見つかり、根本にポリープが見つかったら手術をして取り除く「膵がんの早期治療」が現在の医療の主流です。

高齢ということもあり多少の迷いはありましたが、「がんになるかもしれない」と聞くとやはり不安です。お父様と相談した結果、手術で膵囊胞を取ることにしたのですが、その手術で縫合不全を起こして腹膜炎になってしまい、一カ月もＩＣＵに入る事態に陥ったというのです。

「ＩＣＵは一泊三〇万円の高級ホテル」といわれるアメリカほどではありませんが、日本でもＩＣＵの治療費は大変な額になります。一カ月も入ると何百万ということもあり得るのです。

「大金はかかったけど、がんを未然に防げた。命には代えられない」

そう思いますよね？　ところが、ＩＣＵ騒動まで引き起こした膵臓のポリープは良性腫瘍で、がんではありませんでした。

ＩＣＵで医療機器に囲まれて横たわるお父様を見ていたら、「良性だとわかりました」と言われても「ああ、よかった」という気持ちには到底なれないでしょう。加えて高額な入院費用もかぶさってくるのです。

「膵臓の超音波、オプションでつけなければなあ……って思うんですよ」と悔やむのも、もっともではないでしょうか。

藪をつついて蛇を出す？　前立腺がんの早期発見

もう三〇年ほど前になりますが、医学部の病理学実習で七〇～八〇歳の男性には前立腺に八割方、小さながんがあると教わりました。

なんらかの病気でお亡くなりになった高齢の男性を調べると前立腺がんが見つかることは珍しいことではありません。亡くなったあとの解剖で見つかるがんをラテントがんといいます。生前にはなんら悪さをしなかった、いわば「おとなしいがん」です。

高齢男性の前立腺にできた「おとなしいがん」は症状もなく診断されることもなく、ご本人はがんの存在に気づかずに天寿を全うなさいます。がんを持っていても、必ずがんで命を落とすわけではないのです。高齢男性にはたいてい前立腺がんがあり、そのほとんどが「おとなしいがん」であることは医者にとって常識でした。

ところが、私が医者になってしばらくすると「前立腺のおとなしいがん」を取り巻く環境が変わり始めます。

前立腺にあるタンパク質の一種であるPSA（前立腺特異抗原）を測定して、前立腺がんを早期発見できるようになったのです。採血だけという手軽さや、メディアでの紹介もあってPSA検査はどんどん広まっていきました。

確かに、PSA検査の精度は高く、多くの方にがんが見つかりました。

精度が高いので本当に小さながんも見つかります。しかも、その多くがお年寄りです。三〇年前の解剖の授業ですでに常識として語られていた「高齢者の前立腺にはたいていおとなしいがんがいる」という状況を肯定する結果です。

当時と状況が異なるのは、おとなしいがんであるはずの高齢者の前立腺がんが、「早期発見」されたばかりに治療対象となってしまったことです。

PSA検査が浸透して前立腺がんはどんどん見つかっていきますが、患者数の増加に見合うだけの死亡率の大きな変化は見られませんでした。

早期発見・早期治療が奏功するがんを発見していたのであれば死亡率は大きく減少するはずなのに、死亡率はほんの少し減ったかなという程度だったのです。つまり、治療など不要な「おとなしいがん」が大量に発見されてしまったことを意味します。

患者数の増加と死亡率の変化が噛み合っていないことから、PSA検査は過剰診断に走りがちとの認識を持つ医療関係者も出てきて、検査の扱いを検討する議論も見られるようになりました。

さて、がんを手術や放射線などで治療することを「根治療法」といい、検査をしながら病気の進行を見守り、病状に応じて根治療法の時期を見極めることを「監視療法」といいます。

前立腺がんの一〇年間の死亡率が監視療法と根治療法で差がなかったことが明らかになり、現在では前立腺がんに対してはPSA検査の数値の変動を定期的にチェックする監視療法が取られるようになっています。

前立腺の手術で、かえってQOLが低下

PSA検査では、おとなしいがんだけでなく質の悪い前立腺がんも見つかっているはずで、そうしたがんの治療は患者さんの命を救うことにつながっている可能性はありえま

す。

また、手術で前立腺を摘出してがんができる場所をなくしてしまえば、以後、前立腺がんのリスクをかなり小さくすることもできます。

しかし、だからといって「前立腺を取って以後のリスクが減るのならよい」とは簡単には言えません。

前立腺は排尿や性機能に関わる神経と接しているため、術後に尿漏れや性機能障害を起こす可能性が高いのです。これはＱＯＬ（クオリティ・オブ・ライフ：生活の質）の低下を招きます。

特に尿漏れは日常生活への影響が大きく深刻な問題と言えます。

現代の高齢者は溌剌《はつらつ》として、ボランティアだ趣味だ旅行だと、大変活動的です。老後を「第二の青春」として謳歌している方のなんと多いことか。尿漏れやその対策のオムツは、往々にして活動の幅を狭めてしまいます。

前立腺に限らず、手術の後遺症というのは予測がつきません。あの人が大丈夫だから、この人も大丈夫というふうにはいかず、蓋を開けてみるまでわからないのです。

韓国で一大ブームになった甲状腺がん検診

健康番組で紹介された品が、翌日のスーパーからゴッソリなくなるという話はよく聞きます。メディアの影響は医療現場にも及ぶもので、有名人ががんを公表したり、「○○検査でがんが見つかった」などと紹介されると、関連の医療機関が一気に賑わうというのはよくあることです。ある種のブームです。

すると、ある特定の病気について検査件数がグーンと伸び、追って「その病気である」と診断を受ける方がググーンと伸びることがあります。こうしたブームが発生すると、検診を研究している立場としては「これは過剰診断ではないか」とちょっと身構えてしまいます。

お隣の国、韓国は長く検診後進国といわれていました。そこで政府主導でメディアも巻き込んだ乳がん、子宮頸がん、結腸がん、肝臓がんの検診が始まったのが一九九九年のこと。そのとき、オプションとして甲状腺がん検診も受けられることになりました。

超音波での検査はくすぐったいくらいで身体に大きな負担もなく、追加料金も三〇〇〇

韓国の甲状腺がん検診の問題

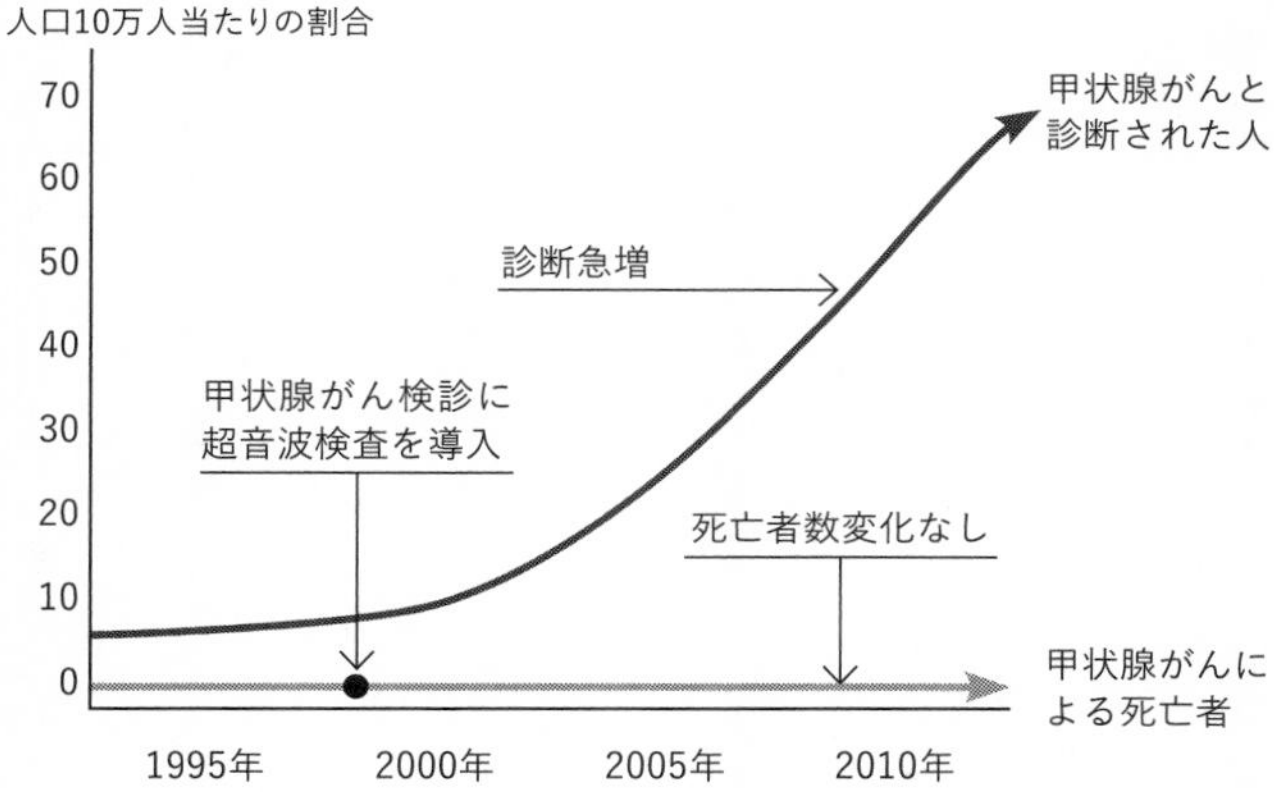

Cancer Research　UK資料を改変

～五〇〇〇円ほどとお手頃だったので多くの人がオプションに加えます。

がん検診のオプションに入れられる前の甲状腺がんの患者数は年間一〇〇〇人程度。それが二〇一一年にはその約一五倍もの方が「甲状腺がん」と診断されるようになりました。当然、治療を受ける人も激増します。

韓国の甲状腺がんの治療ガイドラインでは、腫瘍が一センチ以下の場合は切らないと示していましたが、がんが見つかれば切って取り除いてほしくなるのは人情です。五ミリ程度の腫瘍であっても、ほぼ半数の患者さんが手術で取り除くことを希望しました。しかしながら、死亡率に変化はありませんでした。つまり、手術してもしなくても死亡に関係のない完全なる過剰診断が横行してしまったわけです。

甲状腺の手術が発声トラブル、誤嚥を招くことも

韓国で甲状腺がんの検診が増えたことは、過剰診断のほかに「偶発症」の問題も引き起こしました。偶発症とは、胃バリウム検査で台から落ちて骨折する、内視鏡治療で腸に穴を開けられるなど、検査や治療で障害などが生じることを指します。

甲状腺は喉仏《のどぼとけ》の下にある臓器で、身体の代謝を調節する甲状腺ホルモンを分泌しています。手術によって甲状腺ホルモンの分泌が減ってしまうと、後遺症として手などのしびれ、けいれん、便秘のほか、倦怠感があらわれることもあります。

偶発症としてよく知られているのが発声のトラブルです。

甲状腺の裏に通っている発声に関わる神経が傷つけられ、声が出せなくなってしまうのです。韓国のケースでは、手術を受けた人のうち二パーセントが神経を傷つけられたという報告も上がっています。

声帯にシリコンを入れれば発声はかなり改善しますが、うまく喉は動かせないままなの

で、食べ物が食道ではなく気管に入り込んでしまう誤嚥《ごえん》が起こりやすくなります。高齢者の場合は誤嚥から誤嚥性肺炎となって、そのまま亡くなることも珍しくありません。日本では七〇歳以上の肺炎患者のうち約七割が誤嚥性肺炎。そして、誤嚥性肺炎は死因の第六位となっているほどです（二〇二〇年　厚生労働省）。

高齢になるにつれ咀嚼《そしゃく》力や嚥下《えんげ》力が衰えるので誤嚥性肺炎を起こしやすくなりますが、甲状腺がんの手術によって誤嚥性肺炎のリスクは一層上昇するかもしれません。

元気で長生きするための甲状腺の手術が、逆に寿命を縮めてしまうという皮肉な結果も予想されるのです。

医療技術の進歩の功罪

過剰診断が起きてしまう大きな要因となっているのが医療技術の進歩です。今までなら見つからなかったような小さながんも、どんどん見つけてしまえるようになっています。

本来、治療とは命を助けるもの。そして、転移などのように状態が悪くなるのを防ぐためのものです。

治療そのものが、身体はもちろん、精神的にも大きな負担になるケースもあり、その負担をどこまで許容すべきか？　その許容の線引きは医者がするのか？　患者がするのか？　実に悩ましいところです。

例えば大腸ポリープなどは検査のついでに取ることができ、患者さんもしんどい思いをすることもありません。

腸のなかにあって現物など見たことも触ったこともないのですから、ポリープに愛着などさらさらなくて「取ってもらった、ラッキー！」という反応がほとんどです。

しかし、そうはいかないケースは多々あります。

例えば、女性なら子宮や卵巣、乳房。男性なら前立腺など、その方の心の深い部分につながっている臓器に対しては、治療法の選択が苦渋に満ちたものになることもあります。

一昔前はとにかく「全摘」という治療が主流でした。がんがどこまで及んでいるのか手術前の段階では必ずしもわからないので、大きく取ってしまったほうがいいという古典的な外科の戦略です。

現在でも、ある種の乳がんに対しては全摘が標準療法としてガイドラインで定められています。

これって転移⁉　CTに映った「小さな影」に動揺

触診では見つけることができない非浸潤性乳管がん（DCIS）は、マンモグラフィーの登場で発見できるようになりました。がんの進行をあらわすステージは0期。早期といわれるI期にもなっていないため、「超早期がん」とも呼ばれます。

超早期なだけに予後も良好なので部分切除（温存療法）がおこなわれる場合が多いのですが、乳房全体に同時に複数できてしまった場合などでは全摘をすすめられることがあります。ごく早期でありながら、女性にとってはつらい決断を迫られる場合があるのです。

私のところにいらした三〇代の乳がん患者さんは、一年前に別の病院で泣く泣く全摘の手術を受けたそうです。「自分の命との取り引きだった」はずの全摘ですが、定期検査でCTを撮ったところ肺に小さな、本当に小さな「なにか」が映っていて、担当医に「転移かもしれない」と厳しい宣告を受けました。

事の顚末《てんまつ》を語る女性の表情は暗く、今にも泣き出さんばかりの様子で言葉も途切れがちです。私も覚悟を決めてそのCT画像を見せてもらいました。

「へ？　これですかね？　この程度の小さな影は一〇人に一人ぐらい誰でも持ってますよ」

女性は半信半疑の様子です。紹介医である乳腺外科医に「乳がんの転移や肺がんなどではなく、感染症など炎症の可能性が高く、基本は放っておいてよい」と返事を書きました。

「心配なら半年後にまたいらしてください。そしたら大丈夫だって安心してもらえるでしょうから」

そして半年後。カルテを見ながら「おっ、あの女性か」と診察室のドアが開くのを待っていたら、別人かと見まがうほど晴れやかな笑顔の女性が入ってくるではないですか。おまけにこんがり日に焼けています。

「先生、私ね、この病院でも『転移してる』って言われたら、帰りにどっか飛び込んでたわ。でも、平気って言われて気持ちが軽くなって、もう嬉しく嬉しくて、この前ハワイに行ってきましたよ！」

「ハワイですか、よかったですなあ！」

改めて検査をしたら、肺に映っていたはずの小さななにかは、すっかりどこかに消えていました。

昔であれば、とうてい気づくこともなかった「なにか」を見つけられるほど医療技術は進歩しました。しかし、その「なにか」を見つけることが、必ずしもその人の命を、心を救うとは限らないのです。

「多いことはいいことだ」と思ってしまう心理

お勤めしている方の楽しみのひとつと言えば「ランチ」でしょう。オフィス街には和洋中さまざまな店が軒を並べ、店先のメニューを見ていると目移りしてしまいます。

そんなとき、「おっ、これにしようか」と気持ちがなびいてしまうポイントは「お得感」ではないでしょうか。

例えば、肉がご飯の上にどっさり乗っている「メガ盛り」。

「こんなにたくさん！　とってもお得！」

私もそう思います。なんなら「食べないと損！」と焦って店に入ってしまいます。損得が最初に来てしまうと、「ホンマに今日は肉の気分？」「こんないっぱい、入る？」「この肉、どこの肉？」なんてことは、もはや関係ありません。なんせ「得」なのですから。

ランチなら「イマイチだったな」で済みますが、お得感をくすぐる「メガ盛り」は医療の分野でもすっかり定番になっています。山盛りの検査メニューを売りにしている人間ドックなどは日本中にあります。

数年前のことです。ある自治体の検診を受託している某クリニックに、自治体の調査が入りました。

その自治体の職員は、クリニックが配布していたチラシを見て仰天します。

自治体の検診では五項目のところ、
当クリニックではわずか○千円の追加でなんと八○項目できますよ

「The・メガ盛り」な内容を大々的にアピールしていたのです。

医療は患者さん一人ひとりの健康をサポートするためのものであり、その過程で人生に深く関わることもあります。患者さんとのファーストコンタクトになる可能性もある広告表現にも大きな責任が伴うのです。

「金額」は患者さんにとって気になる情報ではありますが、その表示の仕方には次のような姿勢が求められています。

――費用を強調した品位を損ねる内容の広告は、厳に慎むべきものとされておりますが、費用に関する事項は、患者にとって有益な情報の1つであり、費用について、わかりやすく太字で示したり、下線を引くことは、差し支えありません。費用を前面に押し出した広告は、医療広告ガイドラインにおいて、品位を損ねるものとして、医療に関する広告として適切ではなく、厳に慎むべきとされています。――

（「医療広告ガイドラインに関するQ＆A」二〇一八年　厚生労働省）

ちょうどその時期は病院が出す広告について法改正がおこなわれたばかりで、チラシの表現は法に抵触するのではないかと国に報告されました。

ただ、一般の方々はそんなことは読み取れません。

同じチラシを見ても「お得だ！」と肯定的にとらえてしまう方が多いでしょう。

なんせ八〇項目もあれば、身体のすみずみまで、それはしっかり診てもらえるような気がするではないですか。

ところが、八〇も検査項目があっても、それをきちんと読み取れる医者がいなければ意味がありません。そもそも、そんな大量の項目は無意味なのですが。

人間ドックの場合、検査項目が多いほどしっかり診てもらえそうな気がしますが、そういうわけではありません。

検査項目を決めているのは医者ではなく、ほとんどの場合、事務方だからです。医学的知識がないと、「メガ盛りはウケがいい」「あのクリニックも入れてる」「ムダな検査なんてないだろう」と、やたらめったら項目を追加してしまうのです。

検査の「量」が必ずしも診断の「質」を担保するわけではないのです。

「高い検査は精度が高い」は本当か

「量」で検査の「質」を担保しようとするのが「メガ盛り」だとすると、「お金」で「質」を担保しようとするのが高額な人間ドックでしょう。

知り合いのフリー編集者の男性は、ここ一〇年ほどずっと人間ドックに通っているそうです。毎年一回ベーシックなコースで四万円ほどかかるそうで、五〇歳になってからは前立腺がんのPSA検査、脳ドックなどオプションも増え、かなりの金額に膨れ上がりました。

さて、日本の検診受診率が低い理由として「忙しい」「身体の調子がよい」とかいわれていますが、それを確かめるため「検診を受けたことがない人」数名にインタビューをおこないました。

皆さんいろいろな理由をおっしゃいます。

「時間がない」

「検診の通知に気づかなかった」

「日程の都合がつかなかった」

でも、なんとなく理由として弱い。あれこれ質問を変えながら一時間ほどみっちり何十人もの患者さんとインタビューを重ねてわかったのは「たいした理由はない」ということでした。

その話をしたところ、オチに大笑いしていた編集者ですが、ふと「じゃあ自分はなぜ高額な人間ドックを受けているのか」と疑問を口にします。

検診日時や病院を決められる、待ち時間が少なくゆったりしている。いくつか理由を挙げますが、どれも「四万円」の価値としては弱い気がすると言うのです。

うんうん考えた結果、彼が出した結論がなんだと思います？

「お布施《ふせ》なのかも」

「どういうことですか？」

「これだけ高額なら、きっと検査精度も高いはずと信じられるから……。御利益《ごりやく》がありそうというか」

身銭を切る——それもそこそこの金額——ことですっかり安心しきっていたというわけです。

医者のすべてが経験豊富で技術に優れているとは限りません。医者との相性はわかっても、能力を見極めることは同業でない限り難しいでしょう。

「安かろう悪かろう」といいますが、「高かろう悪かろう」もまたあるのです。

2章

9割の人が誤解しているがん検診

日本のがん検診受診率が低い理由

日本はがん検診後進国？

日本のがん検診の受診率は、ＯＥＣＤ加盟国のなかで控えめに言って非常に低いレベルにあります。はっきり言うと「最低レベル」です。

日本の状況と対照的なのが北欧のフィンランド。乳がん検診の受診率は八二・六パーセント。特筆すべきは精密検査の受診率で、ほぼ一〇〇パーセント！　検診を推奨している私から見ると、すばらしい数値です。

フィンランドでは一九六三年に子宮頸がん、一九八七年に乳がん検診を導入。その後、子宮頸がん・乳がんの死亡率が減少したことから、検診の成果が確実に上がっていることがわかります。

そんなフィンランドですが、大腸がん検診を始めるのは二〇二〇年から。日本は一九九二年には老人保健事業として大腸がん検診が始まっていますから、開始時期については大きくリードしています。

しかし、これにも「なるほど」となるフィンランドの理由がありました。

乳がん・子宮がん検診の国際比較

女性の子宮頸がん検診受診割合（20-69歳）

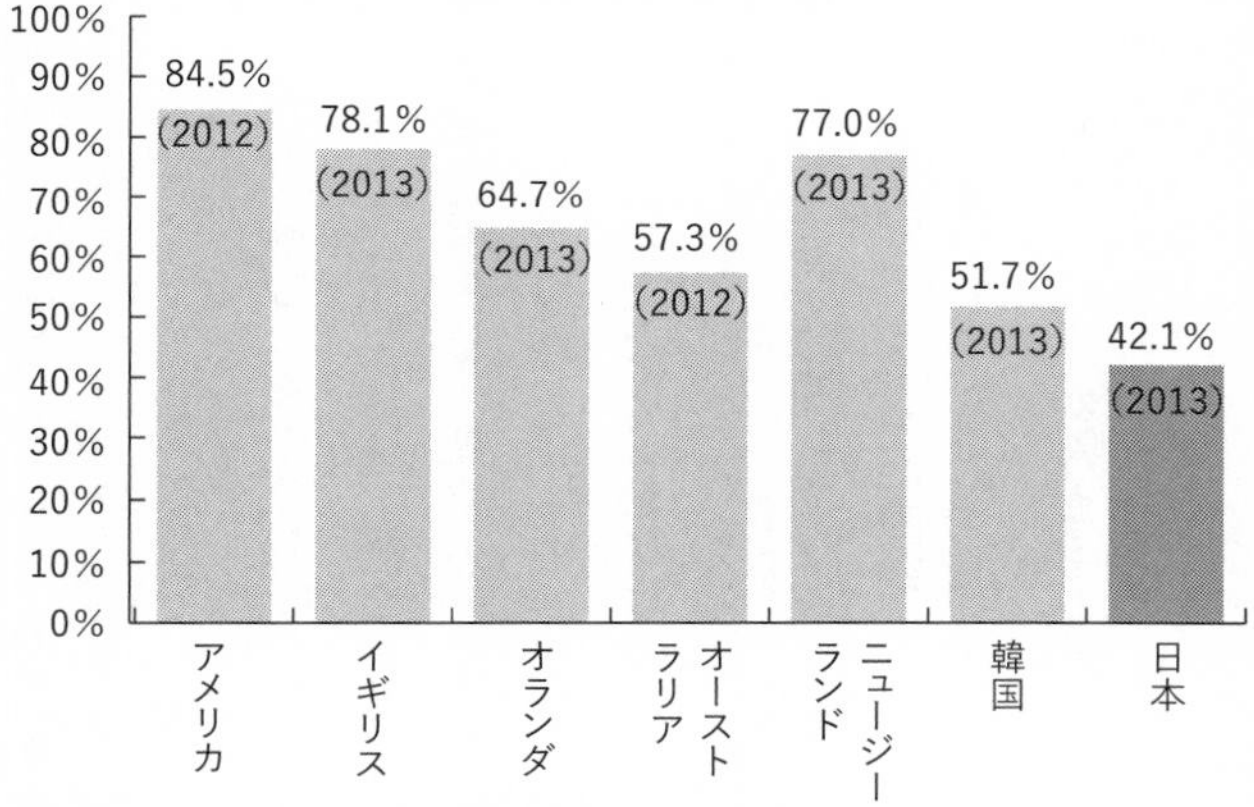

女性の乳がん検診受診割合（50-69歳）

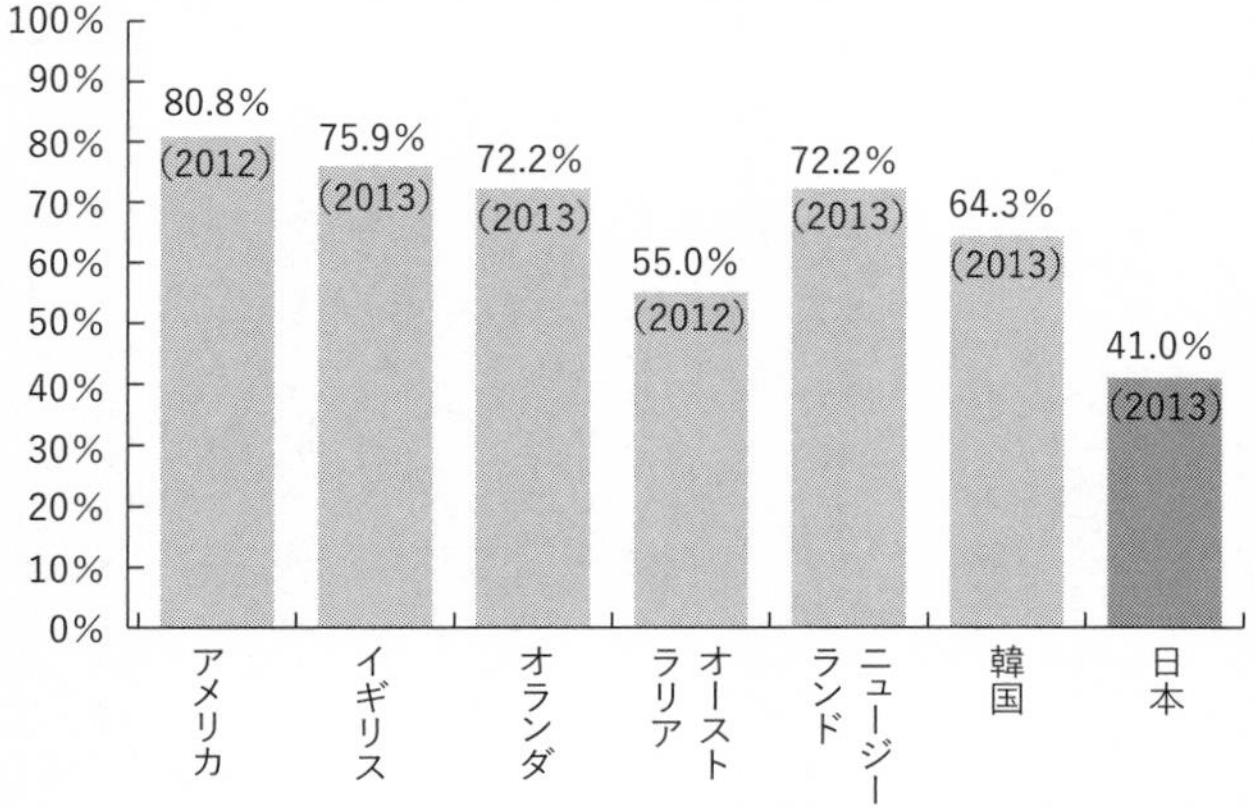

OECD,OECD Health at a Glance2015,Nov2015より

諸外国では、乳がん・子宮がん検診の高い受診率を
維持しているが、日本の受診率は低い。

フィンランド政府も、さまざまな論文や検証データから大腸がん検診の有効性を二〇年前には把握していたのですが、いかんせん大腸内視鏡のスペシャリストが絶対的に足りません。

国中で同レベルの検診を確実に提供できる状態にするため、大腸内視鏡のスペシャリストの育成にまず二〇年かけ、満を持してのスタートだというのです。

北欧といえば高福祉・高負担で知られています。

フィンランドの場合、日本の消費税に当たる付加価値税の基本税率は二四パーセント。これだけの高負担だと居住地によって検診の不利益が少しでもあってはいけないのでしょう。

日本は検診の導入に関してフットワークが軽いと言えばそうなのですが、後先考えずに「ホイッ」と始めてしまったのかもしれません。

「便潜血が陽性で再検査になったが大腸内視鏡は三カ月待ち」という状況がザラにあるのです。三カ月もの間「がんかもしれない」と不安で過ごすか、「面倒くさい！」と再検査をやめてしまうか。いずれにしても望ましい状況とは言えません。

ＩＴ技術を徹底活用するフィンランド

新型コロナウイルスは日本の弱点をいろいろあぶり出してくれました。

例えば、陽性者の集計。医師が手書きした陽性者発生届をファックスで保健所に送り、保健所はファックスの情報を手作業で入力していたと聞いてひっくり返った方は多いでしょう。

あれで日本の行政のＩＴ化がまったく進んでいないことがバレてしまいました。いつ終わるともしれない混乱のなか、そうした作業を毎日強いられる現場の方々の負担たるや、察するに余りあります。がん検診も同じで、手書きの書類で管理されていて、せっかく病院で手術までおこなわれていても、その結果が自治体には届いていないのです。

翻《ひるがえ》ってフィンランドです。彼我の差は凄まじい。

そもそも論として住民登録システムが稼働しています。日本のマイナンバーに当たる個人ＩＤは一九六〇年から導入され、給与や社会保障などと紐《ひも》づけされています。病院での治療や処方箋などの情報もすべてデータ化されているので全国で共有が可能です。

がん検診においても、整備された情報インフラの利点がいかんなく発揮されています。

検診関連データは自治体によって一元管理され、検診を受ける人の選定、検診の通知から実施、そして再検査から治療に至るまで、各段階での報告が医療機関の電子カルテから自動的にリアルタイムで反映されます。

検診結果に応じて、本人に「異常なし」または「再検査のお知らせ」が届きますが、単に「再検査ですよ」と伝えるだけのものではありません。「○○病院で○月○日○時に再検査を受けてください」と、再検査の場所から日時からすべてお膳立てしたうえでの案内だというのです。

フィンランドでは、こうした対応に「窮屈《きゅうくつ》だ」「面倒だ」と反発する人は少なく、「高い税金を払っているだけはある」「段取りをしてもらって助かる」とほとんどの方が肯定的に受け止めているということです。

フィンランドのがん検診のあり方を、日本で即導入とはなかなかいきません。

仮にシステムをそっくり導入できたとしても、日本人ががん検診を受けない「理由」を解決していなくては、検診の受診率の上昇は望めないでしょう。

がん検診に足が向かない理由は、意外に単純ではありません。

受診率が低い理由①――国民皆保険制度の存在

日本の国民皆保険制度は「健康の到達度と均一性、費用負担の公正さ」などが高く評価され、WHO（世界保健機関）から世界一のお墨付きをもらったこともあります。フィリピンやベトナムなどは日本を自国の制度設計の参考にしているほどです。

世界的にもその充実度が称賛されている国民皆保険制度が、なぜがん検診の受診率の足を引っ張っているのか？　それは医療サービスへのアクセスが抜群によいことが理由です。

医療制度に関して日本とよく比較されるアメリカの状況を見てみましょう。

アメリカは民間保険中心で、公的保険に加入できるのは高齢者、障害者、低所得者とその子どもに限定されています。「自由と自助の精神」を旨とするアメリカ的な制度設計ではありますが、医療費の高騰、無保険者の増加によって「医療を受けられない＝医療にアクセスできない」人々の増加が大きな悩みとなっています。

さて、ヨーロッパではどうでしょうか。

ヨーロッパでは多くの国がホームドクター制度を取っています。生まれたときから一人の医師と契約し、緊急事態を除いてその医師に診断を受け、必要があれば専門医へとつないでもらいます。日本のように、「体調不良、即大病院で検査」というわけにはいきません。「ホームドクター」を経由しないといけないのです。

ホームドクター制度の場合、ホームドクターとの付き合いが、それはそれは長いものになります。「どうにも気が合わん」と思っても、ホームドクターを替えるにはややこしい手続きが必要なケースも。

患者さんはホームドクターとはなるべくうまくやっていきたいという気持ちがベースにあるので、がん検診を受けるよう指示があると無下《むげ》にはできません。イギリスはホームドクター制度にがん検診をうまく組み込み、受け持ちの患者さんががん検診を受けると担当医に一定の金額が入るようにしています。患者の受診率が金額というスコアで示されるのですから積極的に受診をすすめるのです。

いつでもどこでも病院に行ける安心感で、がん検診から遠のく

日本では、家や会社や旅先で調子が悪くなったとき、それこそ保険証一枚あれば飛び込

みでどこの病院でも診てもらえます。「自分が必要としている医療」に簡単にアクセスできるのです。しかも、そこそこ安価で。

医療へのアクセスがスムーズなことはいいことです。しかし、「いつでも病院に行ける」状況が、がん検診へのモチベーションを落としてしまっている面もあると私は感じています。

調子が悪くなったらすぐに病院で診てもらえるので、「わざわざ一日使って検診に行くなんて面倒くさい」「悪くなったらすぐ病院に行けばいいんだから、検診に時間を取るのはもったいない」という発想です。

でも、皆保険制度の恩恵を本当に享受したいなら、やはりがん検診は必要です。早期発見ができれば、安価で良質な治療を即スタートできるのですから。

受診率が低い理由②——職場検診が手厚すぎる

職場では毎年、健・診（木偏の検ではなく人偏の健です）があります。労働安全衛生法に基づいて、会社などは従業員に健康診断をおこなうことになっているからです。

フランスなどは尿検査くらいですが、日本は胸部X線検査、血圧測定、血液検査（貧血、肝機能、コレステロール値、血糖）、尿検査、心電図と基本メニューをきっちり押さえています。

そこに「がん検診」「婦人科検診」（今度は木偏の検です）をオプションで加えることも可能。

会社は従業員に健康診断を受けさせないと罰金を科せられます。それだけの責任を負っているので、「健康診断イヤだ！」と拒否する従業員には懲戒処分を下してもよいことになっています。

職場の健康診断は「受けるように」というプレッシャーが強いので、ほとんどの人が受けているはずです。

健康診断を受けずに降格なんてバカバカしい、費用も会社負担、自分の健康を確認できるいいチャンス。受けない理由などありません。

どうせなら、ついでに「がん検診」「婦人科検診」などをオプションで加えようという方も出てきます。

オプションの追加も総務から回ってきた書類に記入するだけなので至って気楽です。が

がん検診をどこで受けているか

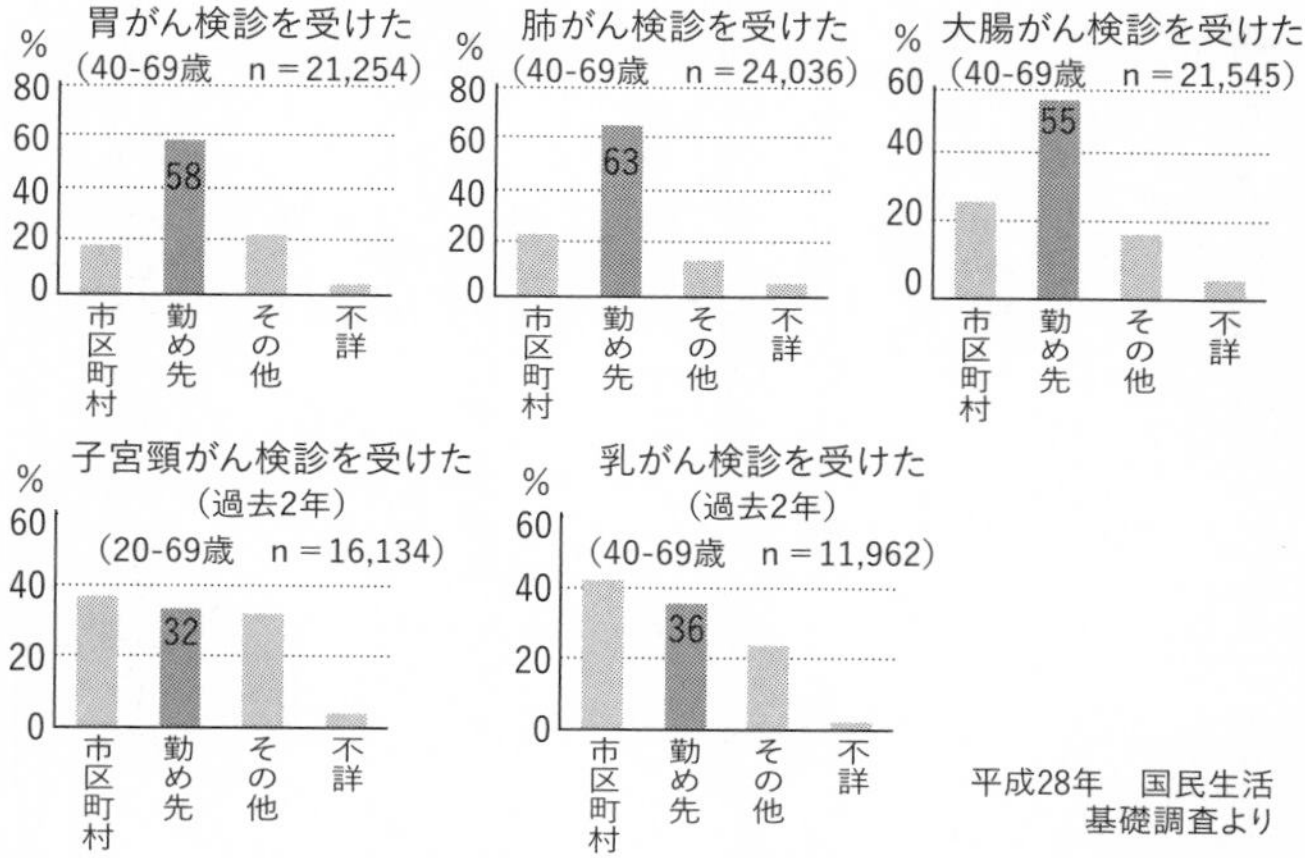

がん検診の受診者の３～６割が、職場のがん検診を受けている

ん検診受診者の三～六割が職場で受けていることからも、職場健診からがん検診へ、自然とスムーズな流れができていることが見て取れます。

職場健診とは、座っているだけで、自分でオーダーもしていない料理が、自動的に目の前に出てくるようなもの。そこに自分でくっつけるデザートが「がん検診」などのオプション。

至れり尽くせりです。でも、これだけ世話を焼かれて何十年も社会人生活を過ごしていると、退職後にちょっと戸惑ってしまう方も出てきてしまいます。

定年後は自分自身で健康を守る必要がある

健診や検診の「段取り」はすべて職場に「お任せ」だったわけですから、退職後に自力で手続きをすることを非常に面倒に感じてしまう方は多くいます。

面倒くささに拍車をかけるのは、「自力で手続き＝ほったらかしにされている気分になること」にもあるようです。

「地域住民」と「社員」では対象人数がそれこそ桁違い。職場のように名前で呼び合える環境と同等の細やかな対応は、マンパワー的に自治体には難しいのですが、「職場はもっと手厚かった、役所は雑や」と減点思考で判断してしまうのです。

そして、「手厚くない↓雑だ↓いい加減だ↓どうせやってる検診もたいしたことない」という論理展開で「行かなくてよろしい」と結論づけてしまいます。

がんのリスクは年齢とともに上昇します。勤め人時代よりも退職後のほうが、検診が必要なのです。

勝手な思い込みでそうした医療サービスから遠ざかってしまうのは、自ら病気やがんのリスクを上昇させてしまう行為と言えます。

受診率が低い理由③――「通院しているから大丈夫」という過信

WHO（世界保健機関）は六五歳以上を高齢者としています。日本の高齢者の割合は人口の二〇パーセントに達し、六五～七四歳までを「前期高齢者」、七五歳以上の方を「後期高齢者」と分類しています。

日本の高齢者は元気だといわれていますが、前期高齢者の七割近く、後期高齢者の七割以上がなんらかの病気で通院をしています（「平成28年　国民生活基礎調査の概況」厚生労働省）。

では、もう少し若い世代ではどうでしょうか。

四〇代では約三割、五〇代は四割強となっています。健康状態に不安があれば、すぐに病院に行ける。必要があれば通院治療を受けられる。これもまた国民皆保険の恩恵のひとつと言えるでしょう。

ただ、困ったことにこの恵まれた医療制度を、がん検診にマイナスに作用させてしまう人が一定数いるのです。

定期的に通院していると必ず医者と会うことになります。

「どうですか」

「おかげさんで、調子いいですわ」

「ほんま、顔色もいいですね」

挨拶程度の会話ですが、診察室で交わされると、これで大いに安心してしまう患者さんもいるのです。

さらに、年に一回は血液検査をするはずですから、そこで「異常なしでしたよ」と言われると、「自分は健康だ」という自信をますます深めてしまいます。通院患者さんへの場合、血液検査といっても、そんなにたいしたことを調べているわけではないのですが。

私も患者さんを診ていたときに経験がありますが、なぜか多くの患者さんが血液検査に対して「どんな病気も見つける」と絶大なる信頼を寄せていたので、その誤解を解くのは大変でした。

がんに関する検査をしているわけではない、治療中の病気以外にはなんら検査もしていない。それなのに「通院している」「医者に診てもらっている」「血液検査で異常なしだった」とカードが揃うと、「がん検診？　そんなん受けなくてもいいわ」となってしまう人が出てくるのです。

通院では「その病気」しか診ない

肺がん検診の研究評価で、興味深いデータが上がりました。

- Aグループ　肺がん検診でX線検査を受けた
- Bグループ　肺がん検診以外でX線検査を受けた
- Cグループ　定期的に通院している

この三グループの肺がんの死亡率を比較したところ、最も死亡率が高かったのがCグループ。反対に死亡率が低かったのは肺がん検診を受けていたAグループ。結核や循環器など肺がん以外の検診を受けていた方々も、肺がん死亡率はやや低かったものの大きな減少ではなかったことから、「肺がんは胸のX線を撮影しただけではダメで、肺がん検診としておこなわないと死亡率を下げることはできない」ことを明確にしたと言えます。裏返せば、肺がんに限らず、がん検診以外でがんを見つけるのは難しいということです。

最も死亡率が高かったCグループの方々は、酷なことを言いますが「病院に行っている」ことに対して過剰な意味を持たせすぎたのです。

高血圧だろうが、糖尿病だろうが、定期的に通院して診てもらえるのは「その病気だけ」。「定期的に通院しているから健康状態をチェックしてもらっているも同然」というのは大間違いなのです。

受診率が低い理由④――強制力がない

マイナンバーカードを普及させようと、ポイント還元キャンペーンを実施するなど政府も躍起《やっき》になっています。二〇二〇年三月には交付率は一五・五パーセントだったのが、約一年後の二〇二一年五月には三〇パーセントに増えました。

キャンペーンが奏功した面もあるでしょうが、新型コロナウイルスも多分に影響しています。マイナンバーカードがあれば一〇万円の特別定額給付金の手続きがオンラインででき るとあって、申請者は三カ月で二パーセントほど増加したというのです。

PCR検査や診察の予約、ワクチンの予約、陽性者の把握など、もしマイナンバーカードが普及して機能していれば、手続き負担も時間もうんと少なくなったはずです。

マイナンバーカードがなかなか浸透しないのは、「国に情報を握られる」「情報を外国に盗まれる」など、まことしやかなウワサが流れていることが原因かと思われます。

こうした不安を払拭するのも政府の役目ではありますが、問答無用、一気呵成《かせい》に「マイナンバーカードの登録は全国民の義務」と強制力を発動できなければ、行政サービスと連携できるほどの普及率にはいつまでたっても到達しないのではないでしょうか。

がん検診についても同様のことが言えます。なんらかの強制力が発動されている国は受診率が高いのです。理由①の「国民皆保険制度の存在」（79ページ）でも触れましたが、ホームドクターから受診するように連絡が入ると患者側は無視できません。医者のほうも患者の受診率が金額に反映されるので真剣にすすめます。

しかし、日本ではそうした強制力が医者に対して与えられていないため、ほぼ個人の判断に委ねられている状況です。

会社で受けた健康診断やがん検診で再検査の必要があった場合、産業医が社員に対して受診をすすめることになっていますが、それにしても法的拘束力や罰則がない「努力義務」でしかありません。

再検査について知らされていない会社側が受診を促すことはできません。

産業医なりが再検査へ行くよう指導するとよいのでしょうが、そうした存在がいない場合、通知を受け取っても「忙しいからな」「去年も再検査したけど問題なかったし」と流してしまう人もいます。

再検査をほったらかしているうちにきつい症状があらわれ、診察室で「こんな大変なことになるって、誰も教えてくれんかった」と嘆く方は少なからずいます。

がん検診に対して国に強制力がないということは、選択権は私たち国民の手にあるということ。与えられた権利を行使するのか放棄するのか、一人ひとりの判断に任せられているのが現状です。

コラム

がん検診と夫婦関係

あちこちのがん検診を視察に行くと、一緒にいらしているご夫婦をお見かけすることがあります。

定年後の男性は地域のコミュニティに入りづらく、情報源が奥様だけということは珍しくありません。奥様はいろいろなネットワークがありますから「検診でがんが見つかった」なんて情報が入ると「行かんかったらえらいこっちゃ」とご主人を検診に引っ張ってきてくれるのです。

ご主人のほうは正直面倒くさいと思っていることもあるようですが、それで奥さんが安心するならと素直に検診を受けています。お話を伺っていると残りの人生を二人で共に歩んでいくのだという気持ちが伝わってきます。ぜひ夫婦で誘い合わせて受診してほしいと思います。

新型コロナ報道と、がん検診の共通点

二〇二〇年、連日続く新型コロナウイルスの報道を眺めながら思いました。

——これは文系と理系の闘いだ——

根っからの理系人間の私は、発表されるデータを見ても「順当な変化だ」とストンと納得するのですが、メディアは違います。

人々の耳目《じもく》を集めてなんぼ。難解な「数字」をわかりやすい「物語」に仕立てて情報を伝えます。

おそらくメディアの方は文系が多くて、数字を読むのはちょっと苦手なのかもしれません。それは報道を受ける側も同様です。「数字（データ）」が意味するところを汲み取れる人は少ないのです。

あなたが数字を読み取れる人かどうか、簡単な質問を。

「二人に一人ががんになる」

本書の序章にも登場したフレーズですが、「親戚のうち半分もがんになってないよ」と「リアル」に感じられないなら文系。身近でがんになった人と切り離して、統計として算出された数字を「リアル」に感じられるなら理系です。

なぜ「二人に一人」が「リアル」な数字であるか説明しようとすると、かなりの時間がかかります。が、そうしたベースがないまま政府が出してきた新型コロナウイルスのデータを理解しようとしてもなかなか難しい。

そこで「裏ではこういうことがあるはずだ」「忖度《そんたく》が」「陰謀が」「隠蔽《いんぺい》が」と、ショッキングなストーリーを付け加えます。すると、途端に「食いつき」がよくなります。「物語（ストーリー）」なら人は誰でも読み取れるからです。そして強く共鳴します。

文系と理系の対決とは、つまり「データとストーリーのせめぎ合い」です。

新型コロナウイルスは、私たちの暮らしだけでなく意識にも大きな揺さぶりをかけてきました。今まで曖昧《あいまい》に混ざり合ってきた「データ」と「ストーリー」が、くっきり分かれてぶつかり合っている状態です。

さて、ここでがん検診に戻りましょう。

1章の「がん検診の不利益」も本章の「がん検診の受診率が低い理由」も、「ストーリー」越しにがん検診を眺めたときの「見え方」を再現したものです。情に流されたり、事実から目を背けたり、思い込みで突っ走ったり。

正確にデータを読み取る必要はありません。

ストーリーという余計なフィルターをかけず、検診についてまっさらな気持ちで考えていただくだけでよいのです。

受診率が低い理由⑤——「健診」と「検診」の区別がついていない

「ケンシン」には人偏の「健診」と木偏の「検診」があると述べました。

私が研究しているのは「検診」のほう。「検診」にも歯周病、骨粗鬆症《こつそしょうしょう》、肝炎ウイルスなどいろいろな種類があって、私は「がん検診」が専門です。

「健診」も「検診」も、勤め先や自治体で受けることができます。勤め先で検診もできる場合もあれば、職場では「健診」のみ、「検診」は自治体で、というケースもあります。

「勤め先」とざっくり書いていますが、健診によって実施するのが事業者のときもあれば、加入している健康保険（健保組合、協会けんぽ、公務員の共済組合）がおこなうときもあります。

かなり大雑把《おおざっぱ》な説明ですが、それでも「ややこしいなあ」と思うのではないでしょうか。実際は対象年齢、関連法案、費用負担など細かく規定され、さらに複雑です。

制度を完全に理解する必要はありません。まったくありません。

お願いしたいことは、ただひとつ。

「検診」と「健診」の違い

	検診	健診
目的	今かかっているがまだ診断されていない特定の病気の早期発見	健康の確認と病気が将来起こりやすいかどうかのリスクファクター(肥満、血圧、高脂血症、糖尿病など)の発見
受診すべき人	その病気にかかりやすい年齢、性別の人	心臓病や脳卒中が発症する前の若い世代
検査で異常が指摘された場合	病院で精密検査	医師や保健師などの指導を参考にしながら、生活改善を自分でおこなう

混同されやすい
「健康診断」「特定健康診査」「がん検診」

	一般定期健康診査	特定健康診査	自治体のがん検診
対象	パートを含む週30時間以上の労働者	40歳から74歳までの国民	住民票登録地に在住する該当年齢・性別の住民
根拠となる法律	労働安全衛生法	高齢者の医療の確保に関する法律	健康増進法
実施主体	事業主	保険者(市町村国保、健保組合、協会けんぽ、など)	市区町村

労働安全衛生法では、発がん物質を扱う工場などを除き、がんを対象にしていないので、がん検診は定期健康診査には含まれていない。職場でのがん検診はオプションという位置づけのため、職場によって提供されていない場合もあるし、方法や対象者もさまざま。

「あなたが受けたのは『健診』ですか？　それとも『検診』ですか？」「今日受けた検査は、なんの病気を見るために受けたのでしょう？」

この問いかけに自信を持って答えられるようになっていただきたいのです。

健診は「将来」を予測し、検診は「今」を調べる

私が子どもだった昭和四〇年代は、塩分なんか気にしません。ご飯にもおしょうゆ、お漬物にもおしょうゆをかけて食べていたものです。

「減塩」が常識となった今では考えられませんが、当時はごく当たり前のことでした。当然、高血圧から脳卒中を起こす人も多かったのですが、政府主導の減塩運動が功を奏して脳卒中で亡くなる人はかなり減りました。

しかし、一難去ってまた一難です。今度は介護の問題がクローズアップされるようになりました。

そこで、介護予防の観点から始まったのが「特定健診」です。「メタボ健診」というほうが通りがよいかもしれません。内臓脂肪の蓄積が原因の糖尿病や高血圧を改善して、老

後に寝たきり生活になるのを防ぐのが目標です。

特定健診は四〇～七四歳が対象。腹囲の計測のほか、血液検査は七項目と簡易的なもので、そこで問題ありとなった場合は「特定保健指導」を受けるよう促されます。

特定保健指導では医師や保健師が生活習慣改善のための支援をおこないますが、該当者の受診率はなかなか伸び悩んでいます。

特定健診でひっかかっても、すぐに病気になるわけではありません。特定健診のスタンスは「このままでは一〇年、一五年後に病気になるかもしれませんよ。だから今のうちに生活を変えましょうね」というもの。

生活習慣の改善のために特定保健指導でプロのアドバイスを受けたほうがよいのですが、義務化されているわけではないので自力でがんばる道を選ぶのも、また「なんにもしない」道を選ぶのも自由です。

一方、がん検診などの「検診」は、そのときに特定の病気になっている可能性を調べるものです。「将来的にリスクがある」ということではなく、「今、病気の可能性があるかどうか」。

ただ、検診でひっかかっても、その時点でわかるのは「病気の疑いあり」というところまで。病気かどうかはっきりさせるためには必ず再検査を受け、医師に診断してもらわなくてはいけません。

例えばマンモグラフィーで影があったら、それを自分で判断することはできません。個人の裁量でどうこうできるものではないので、きちんと病院で再検査を受けてほしいのです。

健診と検診の違いをご理解いただけたでしょうか。

・健診は「健康チェック」
・検診は「ピンポイントで特定の病気の可能性を確認」

と、覚えておいてください。

なぜ、これほど念押しするかというと、ご自身が受けたのが「健診」か「検診」か曖昧なままでは、がんを見つけるチャンスを逃す恐れがあるからです。

受けたのは「健診」なのに、すっかり「(がんの)検診」を受けた気になって、「異常なし、よかったよかった」と安心しきっていると危険。本当に必要な「がん検診」の案内が届いても「もう大丈夫だから」と素通りしてしまうのです。

「再検査＝がん陽性」とは限らない

自治体のがん検診は税金が少なからず投入されるわけですから、当然、それなりの効果が求められます。

現在のがん検診は、効果が実証されたメニューとなっていますが、この「効果」とは「がんの死亡率を下げる」ことを指していて、「検診で、がんが、必ず、見つかる」と解釈されてはちょっと困ります。

テレビ局で二〇年近く健康や医療に関する報道に携わってきた、ベテラン記者に取材を受けたときのことです。

「検診で確実にがんを見つけてほしい。メディアの立場からするとたったの一例であっても、がんの見落としは存在してほしくない。あってはならないこと」

この記者からは何度も取材を受けていて、「さすが、勘所《かんどころ》をわかってはる」と思っていただけに、きっぱり断言されて仰天しました。

彼は「がん検診よ、万能であれ」とぶち上げているわけです。がん検診に「完璧を求められる」と思っていたことに、大げさでなくショックを受けました。

医療についての豊富な知識を持ち、世間に情報を発信している「インテリ」の人ですら、「一〇〇パーセント」があると思っているのです。仕事として医療情報に接することがない方々が、がん検診にどれだけの過剰な期待をしていることか。

がん検診がどのような発想のもとおこなわれているかというと、「怪しいものを見逃さない」ことに重点を置いています。だから、「疑わしきは再検査」。

101ページの図を見ていただければわかりますが、がん検診で再検査になった方のほとんどが「問題なし」。本当にがんと診断される人はごくわずかです。

稀に、がん検診で「がんで間違いない」と医者が判断できる場合もあります。それは、かなり進行している危険ながんなので、郵送通知などという悠長な対応ではなく当日や翌日に電話なりで連絡をしてくるはずです。一カ月後に再検査の通知が来る「悠長」な対応なら、慌てず騒がず「再検査までがワンセットだ」くらいの気持ちで再検査を受けてください。

がん検診を受けて
「要精密検査」「がん発見」となるのはどれくらい？

（受診者１万人当たりの割合）

胃がん

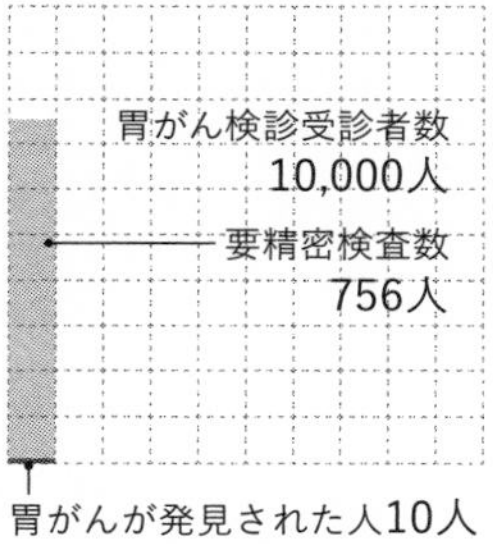

大腸がん

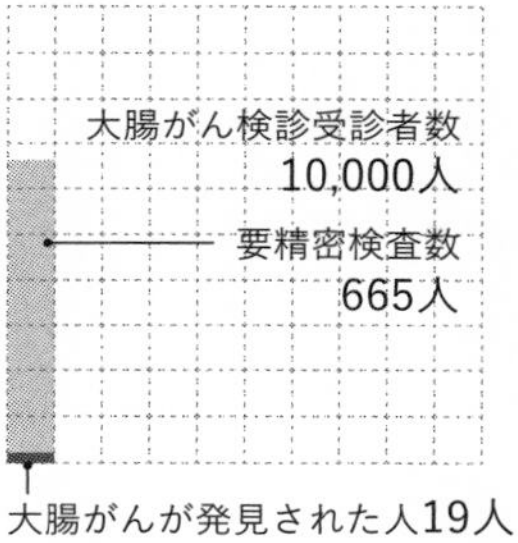

肺がん

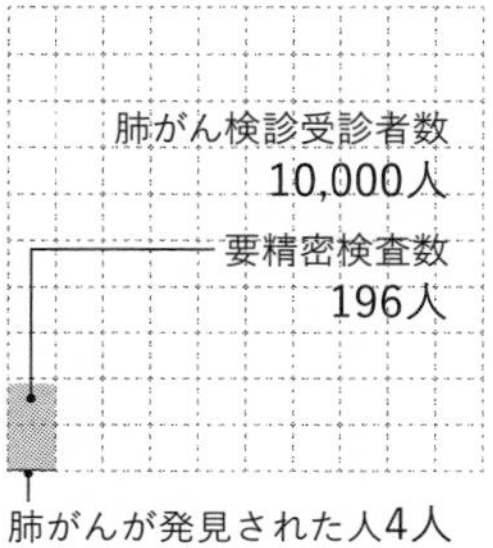

乳がん

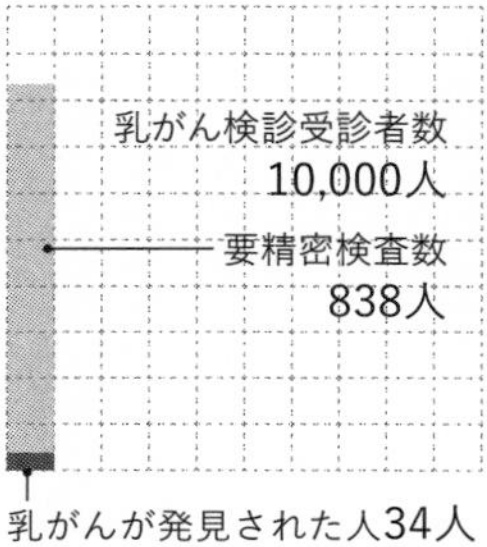

子宮頸がん

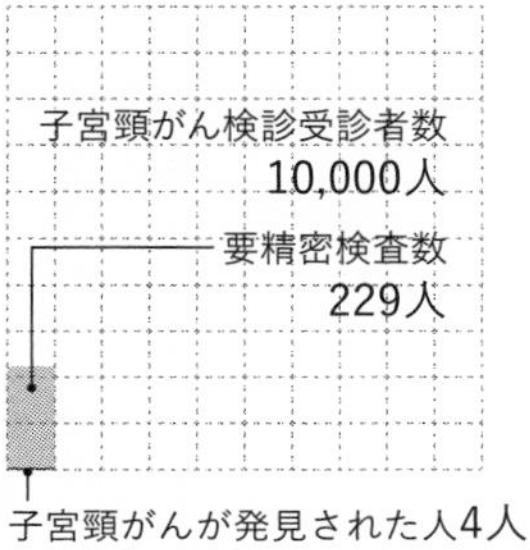

厚生労働省「平成27年度
地域保護・健康増進事業報告」より

「寝かす期間」をつくって再検査することの意味

がん検診の結果はだいたい一カ月後くらいに届きます。再検査を有意義なものにするためには、「寝かす」時間が必要だからです。

再検査にいらした患者さんが、「再検査までの一カ月で進行したんじゃないですか？」と半泣きのことがありますが、そんな心配はご無用です。

がん検診で探そうとしているがんは「早期」のがん。早期のがんは進行がゆっくりで、場合によっては四〜五年たって進行を始めるがんもあります。

だから、検診から間を置かずに慌てて再検査をしても、まったく変化がなくて「もう少し待って再々検査ですねえ」となるのが関の山なのです。

再検査では、がん検診よりもワンランク上の検査をすることもあれば、同じ検査を繰り返すこともあります。

例えば、胃がん検診では胃潰瘍や胃炎を「怪しいもの」とみなして再検査になることがあります。それも検診から一カ月経過するとちょうど治る頃合いなので、とりあえずは検診と同じ検査で変化を見る場合もあります。

肺に怪しい影が映って再検査のときも、いきなりCT検査から入るのではなく、もう一度X線検査をして、それで問題がなければ終了ということもあります。

「なんでまた同じ検査？」と思うときもあるでしょうが、一カ月の寝かし期間での変化を比較するために必要なこともありますし、検査被曝などの肉体的な負担を最小限に抑えるためでもあります。

「経過観察」は基本的に問題なしだが、胃がんと子宮頸がんは注意

経過観察は、「なんだかわからないけど、なにか起きているから、念のため見ときましょう」というもので、医者も心の内では「まあ大丈夫だろう」と思っています。

クイズなら正解・不正解がはっきりしていますが、人間の身体は○でも×でもない、「？」という答えが正解のときもあるのです。

経過観察は基本的にそんなに心配はいらないのですが、ちょっと気をつけてほしいのが、胃がんリスク検査のABC検査と子宮頸がんHPV検査です。

ABC検査は、胃粘膜の萎縮の程度をあらわすペプシノゲンの値とピロリ菌感染の有無を測定して、胃がんのリスクをABCにランク付けするもの。

胃がんの発生リスクが高いとC判定が出てピロリ菌の除菌をすすめられますが、除菌が終了してもリスクがゼロまで下がるわけではないので、定期的に検査をすることになります。

というのも、「ピロリ菌を除菌したら胃がんの心配も終わり」と考えられていたのが、除菌が終わって五年後や六年後にがんが発生するケースがあることがわかってきたからです。国立がん研究センターのエレベーターで偶然一緒になった先生が「知ってるかい？」と教えてくれました。

「除菌の前にすでに胃がんができていたんだろうね。それが除菌のあとに顔を出したと。除菌は万能じゃないんだな」

その後論文を発表すると、除菌推奨派はやいやい言い出しましたが、この先生、ペプシノゲン検査の開発者の一人。本家本元は研究データも詳細に分析していたのです。

子宮頸がんHPV検査のHPVとは「ヒトパピローマウイルス」のこと。主に性交渉で感染し、性交渉の経験がある女性のうち半数以上が感染しているというデータもあるほどありふれたウイルスで、ワクチンで予防できるがんでもあります。

HPVに感染しても、だからといって即座にがんになるわけではありません。数年から十数年かけてゆっくりとがんになります。

発がんについては「年率五パーセント」という数字がはっきり出ています。となると「それはいつですか？」と時期もわかりそうなものですが、ここでも答えは「？」。時期について明確な答えは出せません。そのため丁寧かつ長い経過観察が必要になるのです。

「がんの見落とし」はなぜ起こるのか

がん検診では「怪しいものを見逃さない」ようにしているはずなのですが、それでも残念ながら「見落とし」が発生することがあります。

見落としの原因のひとつは、医者のスキルの問題です。

皆さん、ご自身のX線写真や超音波画像などを見せられながら医者の説明を受けた経験があると思います。

「なんやモヤモヤ、ザラザラしてて、なにがなにやら……」

さっぱりワカランのも仕方がなくて、画像診断には読影力が求められます。それ故に、経験豊富な医者であれば一瞥《いちべつ》で気づく「怪しいもの」を未熟さゆえに見落としてしまうこともあるのです。

二つ目はがんのタイプの問題。がんが小さすぎたり、厄介な場所にあると見つけることができません。全部医者の責任にされるのはちょっと厳しい話で、見落としの大多数はこちらが原因です。

元プロレスラーでタレントの北斗晶《ほくとあきら》さんが二〇一五年に乳がんを公表しました。うつ伏せで寝たときに胸に痛みを感じ、病院でがんが見つかったそうです。

北斗さんは、毎年マンモグラフィーと超音波で検査をしていたそうですが、発覚したときにはリンパ節に転移があり、乳房全摘もやむなしな状態でした。

北斗さんのように、検診と検診の間で見つかるがんのことを「中間期がん」といいます。「見落としでは?」と疑念を抱く方もいるでしょうが、残念ながらこれは検診、いいえ現代医学の限界です。

中間期がんは厄介なことに発育が早いので、検診と検診の間にそこそこの大きさになってしまうのです。

検査の間隔を詰めたら見つかりそうなものですが、あまり発見率は上がりません。検査被曝のリスクが上がるだけです。

中間期がんは、信号を守って停止していたら猛スピードの大型トラックに突っ込まれるようなもの。予知のしようがない「事故」なのです。

交通ルールの例になぞらえると、がん検診は「シートベルト」に当たります。シートベルトをしていれば、後ろからぶつけられても鞭打《むちう》ちにはなるかもしれませんが、命が助かる可能性はグッと上がります。

いくらシートベルトをしていても太刀打ちできない大型トラック（中間期がん）。日々の安全を確実に守ってくれるシートベルト（がん検診）。

「不慮の事故は防げない」といってシートベルトまで外してしまうのは、あまりにも無謀ではないでしょうか。

超音波検査は職人芸⁉

ゼリーを塗った腹部に超音波を出す器具を当て、あちこち滑らせたりぐっと押し当てたりすると、傍らのモニターにザラザラした白黒画像が映し出される。超音波検査は音波の跳ね返りを画像処理したものでエコー検査とも呼ばれます。

X線検査やCT検査のように被曝の心配がなく、痛みもありません。くすぐったがりの人にはちょっと我慢が必要かもしれませんが、それでも検査時間も短いので少しの辛抱です。

胃や大腸のように内視鏡が使えない臓器（肝臓、胆嚢《たんのう》、膵臓、腎臓、脾臓《ひぞう》）、婦人科系の検査にも利用されます。

超音波検査はがんのほか、脂肪肝、ポリープ、胆石や腎結石などを見つけることができ、身体の負担が少なく幅広い臓器をカバーしてくれる検査方法ですが、超音波検査がこれだけ活躍しているのは実は日本だけ。

日本では、例えば乳がん検診なら最初はマンモグラフィー、ひっかかって再検査になったら別方向からのマンモグラフィーに超音波検査をプラスするのが定番です。乳がんの超音波検査を研究している医師によると、日本で超音波検査が重用されているのは日本人の器用さによるところが大きいとのこと。

日本人は手先が器用とよくいわれ、指も細く繊細な動きも上手にこなします。

一方、欧米人は指も太くてごついので、細かな作業は不得手。超音波検査は救急で短時間に必要な情報を確認するために使用するもので、検査や診断に用いられることはありません。

看護師や臨床検査技師にとって、超音波の技術を身につけるのは一種のステータス。学生時代に超音波検査技師の資格を取得できなかったら、再チャレンジのためにあえて留年するケースもあると聞きます。

私が大阪時代に仕事をご一緒した大先輩の医師は超音波治療の開発にも携わった方で、その技術たるや、もはや神レベル。

ウワサを聞いて弟子志願者も全国から集まってきましたが、大講堂で理論を学ぶようなジャンルではなく、マンツーマンでの技術指導が必須です。一度に指導できる人数も限られており、技術の継承はなかなか難しいものがあります。

X線検査やCT検査は、「誰かが撮った画像」を使って読影の練習「自主トレ」をすることも可能ですが、超音波は「手の動き」が要。実際に手を動かしながらでないと技術は身につきません。超音波検査の教育プログラムでは、手の動かし方、画像の読み方をひたすら反復練習です。

会得するためには鍛錬あるのみ、まさに職人芸。担当者によって検査精度にばらつきが出る可能性は否めません。

血液検査でがんが見つかる可能性はどれくらい？

以前、取材を受けた女性編集者に、不要な検査なのにたくさんあると、ついつい得に見えてしまう「検査のメガ盛り」（67ページ）に「ダマされる人が多いんですよね」と説明していると、彼女がなにやら苦笑いしています。

「私もやっちゃいました」

会社の健康診断で「女性用腫瘍マーカーセット」をオプションでつけたというのです。

「『女性用』って謳われるとお得な感じがしちゃって。ランチで『レディースセット』を選ぶみたいな感じですね」

そのレディースセットの内容は「乳がん＋卵巣がん＋大腸＋肝臓＋膵臓・胆嚢」と皿数豊富で一見豪華メニュー。女性特有のがんだけでなく、女性のがんの死亡原因で最も高い大腸がん、見つけにくいと有名な膵臓がんと、なかなか心憎い品揃えです。

でも、残念ながら腫瘍マーカーはがんの発見にはほとんど役に立ちません。これは医者の間ではもはや定説です。

腫瘍マーカーとは、がんができたときに血液中に増える物質のこと。

各臓器ごとにさまざまな腫瘍マーカーがあり、二〇年前には「腫瘍マーカーで肺がんの検診は可能か」を検証した論文が発表されました。がんの可能性が高い一〇四例のしこりを切るにあたって、手術前にＣＥＡ、シフラ（CYFRA21-1）、ＮＳＥという三種類の腫瘍マーカーの数値を調べておいたのです。

一〇四例のうち、悪性は八一例、良性は二三例。悪性のがんのうち、半分は肺以外のところにできたがんが転移したものでした。

悪性の八一例に対して腫瘍マーカーがどれくらいの精度を示したかというと、最も高いＣＥＡで二七・二パーセント、シフラは一九・八パーセント、ＮＳＥは一三・六パーセント。これはかなり低い数値で、健闘しているCEAでも七割のがんを取りこぼしているということ。ちなみに、シフラは肺がん関連腫瘍マーカーのなかで、一番感度がいいといわれていますが、それでもこの成績です。

腫瘍マーカーは人間ドックでは非常にポピュラーで、よく知らないまま「どうせ採血するならオプションでつけとくか」と気軽に申し込んでいる人が多いと思います。

精度を知っていたら申し込むわけがない検査です。でも、精度を知らないからこそ異常値が出ると「がんだ!」と早合点して大騒動です。

軽い風邪でも腫瘍マーカーが上がることは珍しくありません。

X線検査や超音波検査で異常はないのに、なぜか腫瘍マーカーだけ高いことは割と頻繁にあります。

検診でひっかかって再検査を受けても正常範囲に収まっていないことも多く、当然理由はわかりませんから再々検査、再々々検査、再々々々検査……と、キリがありません。

ただ、腫瘍マーカーはまったく無意味かというとそういうこともなくて、「がんの早期発見」には向かないものの、がん患者さんの術後の再発などを調べるためには有効です。

3章

検診の前に知っておきたい、がんの基礎知識

検診でわかること、わからないこと

がん検診への理解は、がんを知ることから始まる

自治体のがん検診には補助があり、自己負担の額は自治体や検査によって異なります。

厚生労働省の「市区町村におけるがん検診の実施状況等調査結果」(二〇〇八年)の調査によると、肺がん、大腸がんは一〇〇〇円以下、子宮がん、乳がんは五〇〇〜二〇〇〇円の自治体が多かったようです。ただ、胃がんは二五〇〇円以上の自己負担という自治体も結構ありました。

自治体ごとのがん検診の受診率を調べていたとき、ずば抜けて高い自治体を見つけました。

東の横綱は東京・港区。西の横綱は大阪・箕面《みのお》市。

私は大阪の出身ですから「箕面市」が「お金持ちがぎょうさん住んではる」セレブの街なのはよく知っています。港区も高級住宅地として全国的に有名なので、二つが並んでいるのを見て「さては」と検診受診料を調べてみると、案の定「無料」。

受診率が高いのは「お金持ちは健康意識が高い」という側面もあるでしょうが、検診の

自己負担額が「〇円」であることが大きいでしょう。その他の地域を調べてみても、無料だと受診率が高いことがわかりました。

ＯＥＣＤ加盟国でがん検診を実施している国のうち、検診にお金をとるのは日本ぐらいなものです。よその国のがん検診受診率が高いのは、金額的なことも無関係ではありません。

自治体で提供しているがん検診はひとつの臓器・一回の検査につき本来は一万円近くかかるものです。無料とまではいかなくても、かなり安上がりではあるのです。

金額はがん検診の受診率に反映されます。タダであれば受ける人も増えるでしょう。

とはいえ、新型コロナウイルスで財政的に苦しくなる自治体は増える一方で、検診をタダにする体力はもはやないと思えます。

がん検診へのモチベーションを上げるには、がん検診の意義を知ること。検診がターゲットにしている「がん」という病気について知ることが必要なのではないでしょうか。

皆さんは、「がん」をどんな病気だと思いますか？

多くの方が、がんはこのような病気だと思っています。

「がんは遺伝するんでしょ？」

「がんは放っておくと進行するんでしょ？」

「がんは検査したら必ず見つかるんでしょ？」

右の三つはいずれも「はい」でもあり「いいえ」でもあります。

がんは、実にさまざまな顔を持つ病気なのです。

ほとんどのがんは遺伝と無関係

多くの人が「がんは遺伝する」と思っています。しかし、がんは遺伝するものではありません。

遺伝子というのは、そっくりそのまま子どもに引き継がれるのではないのです。三世代での遺伝子の引き継がれ方は次のようなイメージです。

祖父
↓　祖父から父親へ遺伝子が引き継がれる確率は五〇パーセント
父親

←　父親から息子へ遺伝子が引き継がれる確率は五〇パーセント
息子（祖父から引き継いだ遺伝子は二五パーセントになっている）

遺伝子はそれほど多く引き継がれるわけではないので、がんになりやすい遺伝子があったとしてもそれが次の世代、次の次の世代へと引き継がれる可能性はそう高くありません（それが引き継がれたのが次項のアンジェリーナ・ジョリーさんのケースです）。

がんが遺伝なのであれば、遺伝子がほぼ同じである一卵性双生児は、片方ががんになったらもう片方も同じがんになるはずです。スウェーデン、デンマーク、フィンランドのチームは、四万四七八八組の双子を最長七六年にわたって調査しました。

乳がんと大腸がんは血縁内で出ることがわかっています。そこで、調査データを元に片方が乳がんなり大腸がんになったとき、もう片方が同じがんになる確率を計算したところ、それはかなり低い数値だったのです。

・片方が乳がんになった場合に、もう片方も乳がんになる確率
一卵性双生児……一一パーセント

二卵性双生児……五パーセント

・片方が大腸がんになった場合に、もう片方も大腸がんになる確率

一卵性双生児……八パーセント

二卵性双生児……五パーセント弱

この数値はかなり低いと言えます。遺伝的に強いつながりがある双子が、同じようにがんになるわけではないことを示しています。

つまり、「がんになった身内がいるので自分もがんになる」のではありません。同様に、「家族の誰もがんになっていないから自分もならない」ということにもなりません。

では、なぜがんになるのか？

がんは遺伝子の変異（コピーミス）によって発生します。人間の身体では毎日数千個の細胞が死ぬ一方で、新しい細胞がコピーされて生まれています。このとき、遺伝子のコピーミスが起きるとがん細胞が発生するのですが、たいていは免疫細胞にやっつけられて終

わりです。

つまり、がん遺伝子は親から受け継いで生まれつき持っているものではなく、生きている過程で起きてしまうコピーミスと、コピーミスを修復できない免疫力の低下が大きな原因です。

加齢やストレス、喫煙や過度な飲酒などが原因で免疫力が低下していると、がん細胞を退治できません。

次項で紹介しますが、確かに遺伝性のがんはあります。しかし、遺伝よりも生活習慣が圧倒的に「がんリスク」としては大きいのです。身内ががんになったかどうかではなく、ご自身の生活習慣にこそ注意してください。

「運動とかダイエットとか、面倒だなあ」

「どうせ、禁煙って言うんだよね」

確かに長年馴染《なじ》んだ暮らしを変えるのは大仕事です。それでも、自分でできる有効ながん対策のひとつなので、挑戦する価値はあると思います。

遺伝子で予測できるがんもある

ハリウッド女優のアンジェリーナ・ジョリーさんは、二〇一三年に両乳房切除・再建手術、二〇一五年には卵巣・卵管切除手術を受けました。

彼女の母親は五六歳で乳がんで亡くなっているそうなので、「自分もがんになるのか」と不安だったのでしょう。遺伝子検査の結果、BRCA1という遺伝子の変異がわかったことを受けての決断です。

BRCA1のほかにBRCA2という遺伝子も関係しており、その変異は親から子どもに五〇パーセントの確率で引き継がれ、乳がん、卵巣がん、前立腺がん、膵臓がんになる可能性を高くすることがわかっています。ただし、引き継がれたからといって必ずがんになるものではありません。

本当にがんになったとしても、乳房、卵巣、子宮を摘出するとなったら、それで命が助かると理解していてもなかなか踏み切れない方もいます。男性なら前立腺の手術で同じように逡巡《しゅんじゅん》する方がいます。

覚悟を決めたはずなのに、想像をはるかに超える術後の喪失感に、打ちひしがれてしまう方を何人も見てきましたから、私はアンジェリーナ・ジョリーさんの決断を知ったときは震えました。よくぞ、そんな決断をしたものだと。

アンジェリーナ・ジョリーさんの場合、乳がんの発症リスクは八七パーセント、卵巣がんは五〇パーセントという診断だったそうです。この数値の解釈の仕方、受け止め方は一〇〇人いれば一〇〇通りあると思います。

乳がんや卵巣がんの身内が複数いて心配な方は、予防目的でＢＲＣＡ遺伝子の検査ができますが、自費診療（三〇万円～！）。

治療目的の検査であれば保険適用となります。遺伝子のタイプに合わせた抗がん剤の開発が進み、二〇一八年には再発乳がん、二〇一九年には進行卵巣がんで治療薬を選ぶために保険適用で検査ができるようになっています（九万円～）。

コラム

「でも、臓器は残したい」

難病に指定されている家族性大腸腺腫症《せんしゅしょう》という病気は遺伝性で、幼いうちから大腸に大量の、それこそ一〇〇個以上のポリープができ、四〇歳で五〇パーセント、六〇歳ではほぼ一〇〇パーセントが大腸がんになります。大腸を全部取って人工肛門にしてしまうしかなかったのですが、生活の質は損なわれてしまいます。

全国に七〇〇〇人ほどいるといわれる患者さんの一部を私の元同僚医師は押さえ、希望する方には内視鏡でポリープを取っています。一〇〇個ものポリープを切除するとしばらくは手が震え、腰はピキピキいうそうですが、それでも求めに応じて地方行脚《あんぎゃ》の日々です。

臓器を取ることは「病気が居着く場所」をなくしてしまう確実な治療ではありますが、それでも「残したい」と強く望む患者さんもいますし、それを叶えようと尽力する医者もいるのです。

がんは早期発見すれば治る？

がんは「早期発見・早期治療で治る病気になった」と、よくいわれます。

がんの早期発見が役に立ちやすい場合・立たない場合

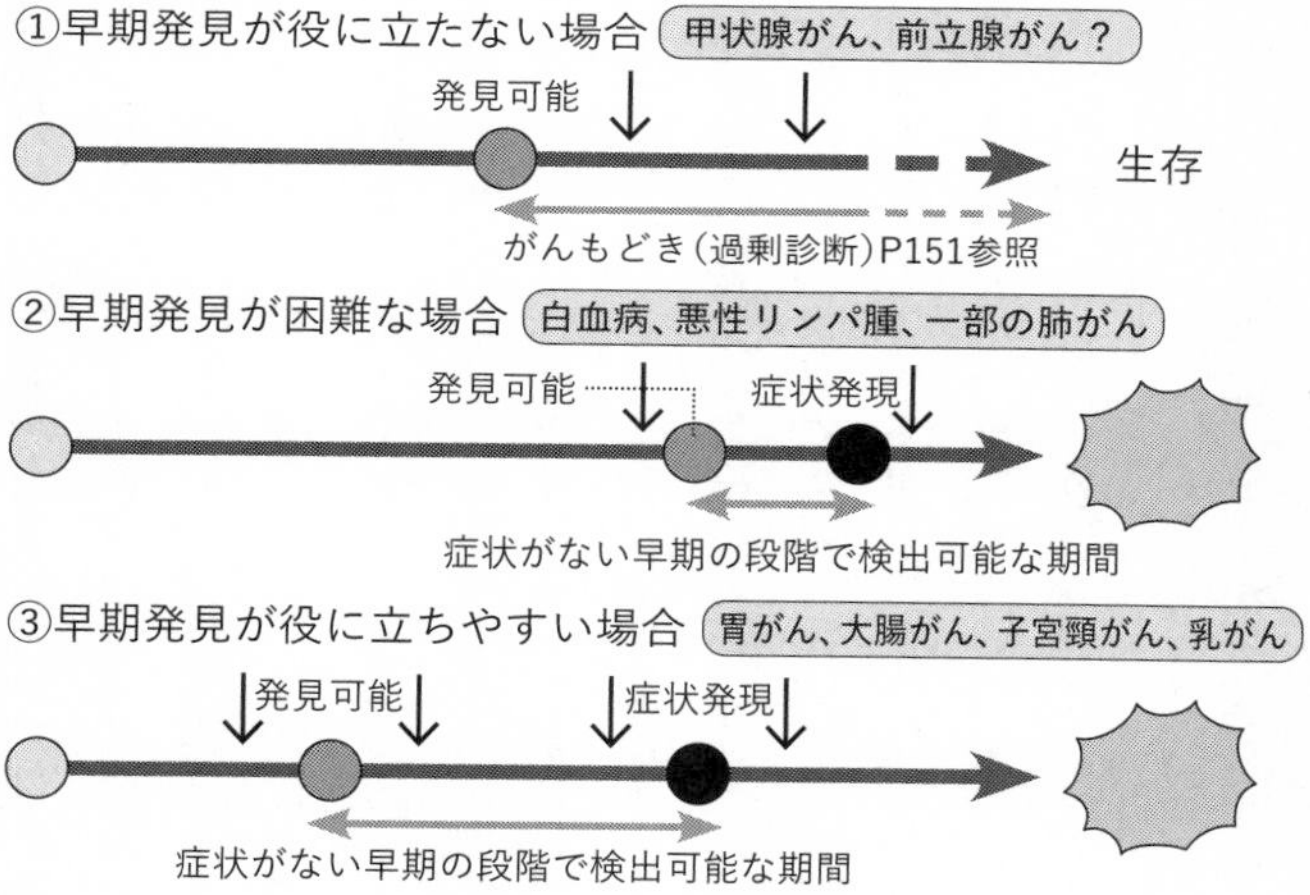

治療するにしても絶対に入院が必要というわけではなく、働きながら通院治療という方もたくさんいます。

一九八一年以降、二〇二〇年に至るまで日本人の死因のトップであったがんが、「早期発見・早期治療で治る病気になった」という情報は、多くの人に安堵《あんど》をもたらしたと思います。

しかし、「ただし」という次のような注釈をつけさせてください。

①ただし、早期発見をしても慌てて治療する必要がないがんもある。

②ただし、早期発見できないがんもある。

①に当たるがんは、図の「早期発見が役に立たない場合」です。

甲状腺がん、前立腺がんなどが当てはまります。

どちらも大半は進行がゆっくりで、発見可能になった段階から実際に症状が出る進行がんまで、一〇～三〇年かかる場合もあります。

例えば、今現在五〇歳のあなたに進行が遅いがんが見つかったとします。まずはどの段階のがんかを落ち着いて見極めましょう。おそらく、発見可能になった直後では転移や浸潤はすぐには来ないので、身体になんら悪さをする力はありません。

このがんが本当に健康被害を及ぼす進行がんになるのは一〇～三〇年後。早くても定年後でしょうから、それまでは定期的に検査をしてがんの様子をうかがいつつ、がんのことはそれほど気に留めずに過ごして大丈夫です。一〇～三〇年のスパンであれば脳卒中など別の大きな病気のリスクのほうが大きくなるでしょうし、縁起でもない話ですが、がんが育つ前に天寿を全うする可能性だってあるのです。

さて、②のがんは早期発見できないがんです。発がんから症状が出る早期がんまでの期間が短いため、この間に検査がタイミングよくおこなわれないと早期で見つけることはできません。

しかし、早期がんになってから進行がんになるまでは瞬く間です。自治体のがん検診の場合、がんによって検診の間隔は一年、または二年と設定されていますが、早期がんから進行がんまでの期間が検診間隔よりも短いので、ここでも通常の検診で発見することはできません。

②のがんには、北斗晶さんの乳がん（106ページ）や、水泳の池江璃花子《いけえりかこ》選手の白血病が当てはまります。

白血病は採血ですぐにわかります。池江さんはトップアスリートの健康管理の一環として定期的に血液検査をおこなっていたそうですが、三カ月前の段階ではまったく気配はなかったそうで、②のタイプのがんの発見がいかに困難かがわかります。

さて、最後に③のタイプのがんについて。

③のがんは早期がんから進行がんになるまでの間にほどほどの期間があり、がんごとに適切な検診間隔が設定されているので、定期的な検診で見つけることが可能です。

がん検診のターゲットは③のがん。見つけやすく、見つけた時点で治療法の選択肢があり、時間的な余裕もある。がん検診の目的である「がんによる死亡率を減らす」が達成できるのです。

コラム

日本から消える⁉　スキルス胃がん

一九九三年、人気絶頂だったフリーアナウンサーの逸見政孝《いつみまさたか》さんが会見でがんを告白しました。逸見さんのがんは進行が非常に早いスキルス胃がんで、会見からわずか三カ月後に四八歳の若さで旅立たれてしまったのでした。

スキルス胃がんは東南アジアや日本に多く、欧米ではめったにありません。ピロリ菌の感染率と深く関わっています。

現在、日本でもスキルス胃がんはかなり減っています。日本の衛生環境であれば今後ピロリ菌に感染することはほぼないでしょうが、海外では注意をしたほうがよいでしょう。

見つけやすいがん、見つけにくいがん

がんは、ある程度大きくならないと見つけられません。

がん細胞は分裂を繰り返して次第に大きくなっていきます。一〇〇〇個で〇・二ミリ、一〇〇万個で二ミリ。

一センチにもなれば、臓器や医師の技術によりますが、画像診断でがんを見つけられるようになり、このサイズで見つけられたら幸運です。このときの細胞の数は約一〇億個。一センチになるまでにかかる時間は一〇年か、一五年か、二〇年か。はっきりしたことは言えません。

なんら手を打たない場合、一センチから命を落とすまでは五年ぐらいでしょうか。

がんがある程度の大きさにならないと見つけるのは難しいのですが、臓器によってもがんの発見の難易度は変わります。

がんができたとき、最も見つけにくいのが膵臓です。

見つけにくさはトップレベル。「暗黒の臓器」と呼ばれる膵臓がん

「がんは治療ができる」「がんは治る」といわれる一方、治療が難しく再発しやすいがん

もあります。こうしたがんを「難治がん」といい、膵臓がんは難治がんのひとつに数えられています。

理由は膵臓の位置する場所。

膵臓はお腹の奥のほうにあります。胃袋の後ろにあり、十二指腸に囲まれているうえ、一部が脾臓に接しています。ほかの臓器や血管に取り囲まれているため、なかなかその状態を確認できないのです。

また、がんになっても症状があらわれにくいので、ますます発見が遅れます。

膵臓がんの症状としては、お腹が張る、食欲が落ちる、腹痛・腰痛のほか、糖尿病を発症することもありますが、こうした症状があらわれたときにはがんはかなり進行して大きくなっています。仮に小さくても、膵臓の周囲にある動脈にまでがんが広がっていると手術はできません。

超音波検査で調べようにも、胃や十二指腸のなかの空気やお腹の脂肪がじゃまをしてなかなか様子がわかりません。

臓器が位置する場所といい、症状のあらわれ方といい、進行の早さといい、これでもかというほど悪条件が揃っています。おまけに予後も悪いのです。

よほど悪くならないと症状が出ない肝臓のことを「沈黙の臓器」といいますが、膵臓は「暗黒の臓器」と恐れられています。

しかし、そんな膵臓がんにも、今ひとつの光明が見えてきました。

膵臓がんの早期発見の突破口を開くのは「午後の紅茶　ミルクティー」です。

「なんのこっちゃ？」と思いますよね。

私も初めて聞いたときは、「そんなアホな」と、にわかには信じられませんでした。

超音波診断の秘密兵器は「午後の紅茶　ミルクティー」

以前、在籍していた大阪の病院は、「暗黒の臓器」膵臓がんの早期発見の方法を模索していました。

膵臓の超音波検査の精度が上がれば、膵臓をしっかりと診ることができます。

しかし、ネックになるのが胃袋の存在です。画像処理をする際に胃の部分がハレーションを起こして画像が白く飛んでしまうのです。

そこで、ハレーションを防ぐために液体で胃を満たすことにしますが、さて、問題は

「どんな液体で満たすか」ということ。

いろいろな飲み物を試したところ、行き着いたのが「午後の紅茶　ミルクティー」。「午後の紅茶　ストレート」でもなく、「午後の紅茶　レモンティー」でもなく、「午後の紅茶　ミルクティー」。

ペットボトルを一本程度飲んでもらってから超音波検査をすると、膵臓がしっかりクリアに映るようになったというのです。

おそらく、カギを握るのは乳脂肪分なのでしょう。その比率が絶妙なのが「午後の紅茶　ミルクティー」だということです。

超音波検査は絶食でおこないますから、検査前にペットボトルを渡された患者さんは、おいしいおいしいとごくごく飲み干してくれるそうです。

検査の結果、従来ではとても不可能だった小さな膵臓がんを見つけることができるようになりました。さらに、外科医をはじめ精鋭揃いのチームが組まれ、難しい手術をどんどん成功させています。

膵臓がんの手術の五年生存率は一般的に三〇パーセントですが、そこでは現在五〇パーセントという驚異的な数字を上げています。

喫煙者の肺がんは見つけにくい

日本人の死亡原因第一位のがん。多くの人を死に至らしめているがんの、死亡数が多い部位は次のようになっています。

［死亡数が多い部位］
・男性　一位：肺　二位：胃　三位：大腸　四位：膵臓　五位：肝臓
・女性　一位：大腸　二位：肺　三位：膵臓　四位：胃　五位：乳房

ついでに罹患数が多い部位も紹介しておきましょう。

・男性　一位：前立腺　二位：胃　三位：大腸　四位：肺　五位：肝臓
・女性　一位：乳房　二位：大腸　三位：肺　四位：胃　五位：子宮

罹患数と死亡数は必ずしも一致しませんね。

女性の罹患数一位の乳房、五位の子宮ですが、死亡数では乳房は五位、子宮は五位以内に入っていません。乳房も子宮も検診で発見できるタイプのがんであれば、決して悲観する結果にはならないということです。

男性一位の前立腺は死亡数では五位以内から外れています。再三書いてきたように発見はしたけれども治療の必要がない、つまりほとんどが命に関わりのないがんであったのでしょう。

前項で触れた膵臓がんは罹患数では男女ともに五位以内に入っていませんが、男性は四位、女性は三位の死亡数です。見つけにくく、見つかったときには治療が難しいことが、数字にあらわれています。

さて、前置きが長くなりましたが、本項のテーマは「肺がん」。

肺がんの死亡数は男性の一位、女性で二位と高い位置につけています。罹患数も男性四位、女性三位なのできちんと発見されているように見えますが、無事に発見されて治療の成果が出やすいのは非喫煙者の肺がんです。

欧米では非喫煙者の肺がんは珍しいのですが、日本をはじめ中国や韓国など東アジアでは多く見られます。ただし、非喫煙者の肺がんは単純X線検査でも見つけることができる場合があるので速やかに治療をスタートできます。

また、イレッサという肺がんによく効く薬ができたのも安心材料として挙げられます。

しかし、喫煙者の肺がんはそうはいきません。

まず、見つけにくい。肺の構造が壊れてしまって、わけのわからない炎症のような影がよく出るのです。そのなかに突然「ポンッ」とがんがあらわれ、気づいたときには手の施しようがない状態です。

さらに、肺がんによく効くはずのイレッサが使えません。イレッサは非喫煙者に見られるEGFR遺伝子の異常がある場合に初めて効果が出ます。喫煙者の肺がん患者の多くはこの遺伝子異常がなく、薬の効果はありません。もし薬を使ってしまうと副作用で激しいアレルギー性肺炎を起こすことがあり、命の危険があります。

今は患者さんもインターネットで情報を仕入れる時代です。イレッサを知っている方も多く、診察室ではよくこんな会話をしました。

「先生、イレッサやりたいんですけど」

「よく勉強されてますね」

「肺がんに効くんでしょ」

「効くんですが……、タバコを吸ったことがない方の場合です。あなたのようなタバコを一日何箱も、何十年も吸うてはった方が肺がんになっても、この薬が効く遺伝子の異常が起こっていないのです。そういう方に限ってイレッサの副作用が強烈に出ます。それこそ命に関わるくらい」

だからこそ、タバコはすぐにやめてほしいと講演などでも口を酸っぱくしてお願いしているのですが、最近「でも加熱式タバコは大丈夫ですよね？」と聞かれることが増えました。

メーカーはタールが少ない、ニオイがないとメリットを挙げています。成分の分析研究が進み、普通のタバコと比べて少ない成分もあれば多い成分もあることがわかっていて、発がん物質については「多分少ないんだろうねえ」という想定はされています。

加熱式タバコに切り替えた人の追跡調査は始まったばかりで、本当に普通のタバコよりも発がんが抑制されたのか確認できるのは二、三〇年後。結果は神のみぞ知るです。

「禁煙の第一歩として、まず加熱式タバコに替えて、それからやめる」という人がいますが、私はそれに対しては違和感があるというか、かなりしっくりこない感じを持っています。加熱式タバコの成分云々《うんぬん》というよりも、なんだかんだ言ってタバコへの執着を強めるような気がするからです。

結局、「人前では加熱式タバコ、飲みに行ったときや自宅では普通のタバコ」と、使い分けるだけでは、「タバコ」との縁切りにはならないのではないでしょうか。

コラム　火をつけないタバコなら安心か

日本で〝タバコ〟として流通しているのは「加熱式タバコ」。葉っぱの成分を温める方式です。「電子タバコ」はリキッドを温めるもので、依存性のあるニコチンを含む電子タバコは日本では認められていません。そのため、コンビニなどで販売されている電子タバコは、ニコチンを含んでいません。

アメリカではリキッドタイプの電子タバコが主流で、大麻成分が入ったリキッドが若い子の間で流行ったことがあります。

そしてこれが、二〇一九年に大変な健康被害をもたらしました。アレルギー性肺炎で二八〇七人が入院し、六八人が亡くなりました。トランプ大統領が使用禁止の声明を出し、大問題となりました。命を落とさないまでも、肺の機能は大きく損なわれてしまったはずです。彼らが新型コロナウイルスに感染していたら重症化は免れないでしょう。

健康のためには、やはりタバコそのものをやめるほうがよさそうです。

性別・年齢によってかかりやすいがんは変わる

自治体のがん検診は対象年齢や部位が決まっています。こつこつ積み上げたデータを詳細に分析し、「検診で見つけられる可能性があるがんはコレ、これらのがんになりやすい年齢はコレ！」と決め打ちしているからです。

が、もしあなたが「人間ドック派」で「お得感に弱いタイプ」なら、がんの可能性は低いのに、うっかりオプションで不要な検査を追加してしまうこともないとは言えません。

137ページの図「性別・年齢によってかかりやすいがんは変わる」を元に説明をするので、ご自身やご家族の検診の目安にしてください。

性別・年齢によってかかりやすいがんは変わる

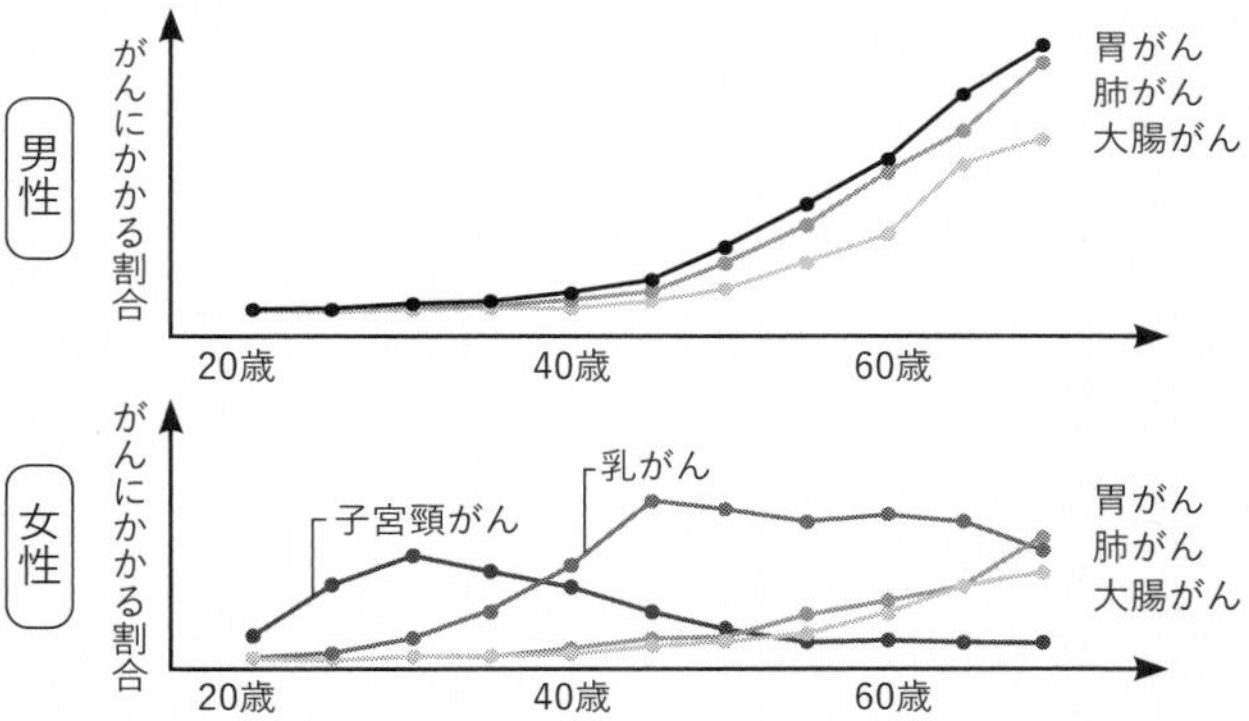

男性の場合、がんになる人が増え始めるのは50歳くらいから。それまでは、タバコを吸わない、お酒を飲みすぎないように気をつけておく。女性の場合、20歳を過ぎると子宮頸がんになる人が出てくるので子宮頸がん検診を、40代からは乳がん検診を受けるようにする。

仕事をしている年齢では、男性に比べて圧倒的に女性のほうが、がんが問題になります。

男性のがんが増えるのは、そろそろ定年後のことを考え始める五〇代以降。

五〇歳を過ぎたら、胃・肺・大腸の検診は定期的に受けてください。大事なことは、それまでにタバコをやめ、過度な飲酒やストレスを避け、身体の免疫力を落とすような生活習慣を改善しておくこと。

がん細胞は発生してから発見されるほどに大きくなるまで一〇年以上かかります。がんになる人が増える五〇歳になってからの対応では遅いのです。

女性の場合はがんとの関係は年代ごとに変

わっていきます。

二〇代では子宮頸がんが増えます。若い女性には抵抗があるかもしれませんが、将来の妊娠出産に大きく関わってくるので、ぜひ検診を受けるようにしてください。若いと検査の重要性がピンとこないかもしれませんから、親御さんは二〇代の娘さんへの積極的な後押しが必要かと思われます。

さて、女性は子宮頸がんのリスクが落ち着いたら、四〇代になると乳がん、五〇代以降は男性同様に胃・肺・大腸がんが気になってきます。

ぜひ、意識していただきたいので、わかりやすく一覧にしてみましょう。

[男性] 加齢リスクに注意
・二〇~四〇代……がんのリスクは小。将来のがんリスクを小さくするため、タバコは吸わず、お酒はたしなむ程度、ストレスをためず適度な運動を習慣に
・五〇代以降……がんのリスクが上昇し始めるので、胃・肺・大腸がん検診を適切な間隔で受ける。定年退職後に健診や検診から遠ざかることがないように

［女性］年代別のリスクを把握
・二〇〜三〇代……子宮頸がん検診
・四〇代……乳がん検診
・五〇代以降……男性同様、胃・肺・大腸がんのリスクが上がるので検診を忘れずに

一家のお母さんがとにかく忙しいのは、重々承知しています。

専業主婦が時間があるなんて勘違いもいいところで、子ども、夫、親の介護、地域と、異なる性質の案件を一気に回している敏腕営業ウーマンです。以前出演した番組で「検診の時間がない」とおっしゃる主婦のスケジュール帳が、本当に隙間なく土日も関係なくビッシリ埋まっているのを見て仰天しました。

ご自分のことを後回しにしているのもわかります。それでも、お母さんご自身も含めて、家族のがん検診の指揮官になってもらいたいと願わずにはいられません。

どら息子を「酒、タバコやりすぎや！」と、どやせるのはお母さんだけ。

二〇代の娘さんに「お母さんからのお願いや。子宮頸がんの検診、受けて」と強くすすめられるのはお母さんだけ。海外で若い女性の子宮頸がんの受診率が高いのは、お母さん

からの習慣もあります。

「女性はこの年齢になったら二年に一回、ちゃんと子宮頸がんの検診を受けるものなのよ。女性として当たり前のことなの。一緒に行きましょう」

お母さんと一緒であれば娘さんも安心です。ただ、海外では性教育の延長線上に子宮頸がんの検診がありますが、日本ではまだオープンに性を語る雰囲気ではありません。性感染症である子宮頸がんと、我が子を結びつけたくない親はたくさんいます。

でも、かわいそうなのは両親の思い込みで検診を受ける機会を失い、がんの早期発見・早期治療のチャンスを失う子どもです。将来的な結婚や妊娠出産に、確実に暗い影を落とします。

娘さんが子宮頸がんの検診を何度か受けるようになる頃には、親御さんのほうはそろそろ五〇代に入るのではないでしょうか。そうしたら、ご夫婦で手をつないでがん検診に行きましょう。

進行が早いがん、遅いがんがある

医者のなかには、やたらがんを切りたがる人もいます。なんなら臓器ごと取りたがります。一方、患者さんもがんと知ったら、とにかく「切りたい」と思う人も多いのです。「がんが見つかりました。でも、治療が必要かどうかはわかりません。さて、あなたのご希望は？」

患者さんに尋ねると、十中八九「切ってください」と答えるという論文もありました。人間の性分として、おっかないものが身体のなかにあるなんて耐えられません。

でも、おっかないがんばかりではありません。「おっかないがん」というのは、「進行が早いがん」ということ。

何度も例に挙げていますが、前立腺がん、甲状腺がんは進行が遅いがんの筆頭で、本当は切らなくてよいケースが多いのです。

しかし、甲状腺でも、ごく稀に一刻を争う種類のがんができることがあります。甲状腺未分化がんといい、甲状腺がんのうち約一パーセントの割合で存在します。

突然、甲状腺の腫瘤《しゅりゅう》が大きくなるので、患者さんを一目見た瞬間に「未分化がんだ」とわかります。そこからは怒濤《どとう》の流れです。

病理診断科に内線で「未分化がんと思われる方の細胞を出すから一時間で見て」と依頼

し、ご本人やご家族に「明日入院してください。明後日手術します」と説明。手術は一発勝負で、そのときに取り切れなかったら残念ですが、もう諦めるしかありません。

ここまで急を要するがんは甲状腺未分化がんだけです。

甲状腺未分化がんに関しては「一刻を争う」と断言しますが、そのほかのがんについては切る・切らないを含めて、治療方針を丁寧に考える時間があるケースがほとんどですので、焦らず騒がず後悔のない判断をしてください。

コラム

がんを抱えたままの不安

とある医療機関に勤めていた看護師さんに、甲状腺がんが見つかりました。学校を卒業したばかりで、まだ二〇代前半。

甲状腺未分化がんではありません。なんら不安のない甲状腺がんです。

地域の基幹病院で患者さんをたくさん抱えていたその病院では、たいていの甲状腺がんの患者さんは緊急性がありませんから専門病院を紹介していました。

専門病院で経過観察。それでまったく問題ないことは、医療従事者ならわかるはずです。おそらく、本書をここまで読んでくださった皆さんも納得してくださるでしょう。

ところが、その看護師さんには耐えられませんでした。

「身体のなかにがんがある」という事実が重くのしかかりすぎて、がんの種類や進行スピードなどを考える余裕がなくなってしまったのです。精神的に持ちこたえられず、仕事も辞めてしまったということです。

がんを抱えたままの恐怖が大きすぎるなら、切ってしまうことも検討してよいのかもしれません。

10年間、経過観察だけの肺がん患者さん

呼吸器内科で診察をしていた大阪時代、非喫煙者の肺がん患者さんに対しては数年ぐらい経過観察だけということもありました。そういう患者さんは六〇～七〇人いらっしゃいましたが、よその病院ではあり得ないことだったかもしれません。

これは、肺がんの特性を理解していたから可能だったことです。

たいていのがんはいきなり凶悪なことをするわけではなく、なんの悪さもしない「前がん病変」「上皮内がん」から始まって、治療が必要な「浸潤がん」「致死的ながん」へと進みます。

実は、個々のがんがどう進むか詳しいことはわかってはいません。ただ、肺がんに関しては前がん病変からその後の進み方がかなり正確に予想できるようになっています。

毎年CT検査をして、「あまり変わりませんなあ」「ああ、よかった」と繰り返していくうちに、不安側に寄り気味だった患者さんの気持ちも、安心側に寄ったり、真ん中になったりと変化していきます。

たまに「〇・五ミリだけ大きくなりましたけど、気にせんといてください」というときもありましたが、非喫煙者の場合、がんが突如大きくなるような事態はほぼありません。

見た目はがん。五年一〇年と並べたら形も大きさも変わっている。

でも、「転移するか?」「悪さするか?」というと、そんな気配はない。

そんなこんなで経過観察を続けていると、肺がんが見つかった当時は六〇歳だった患者さんも、いつの間にか七〇歳。

がんの進行

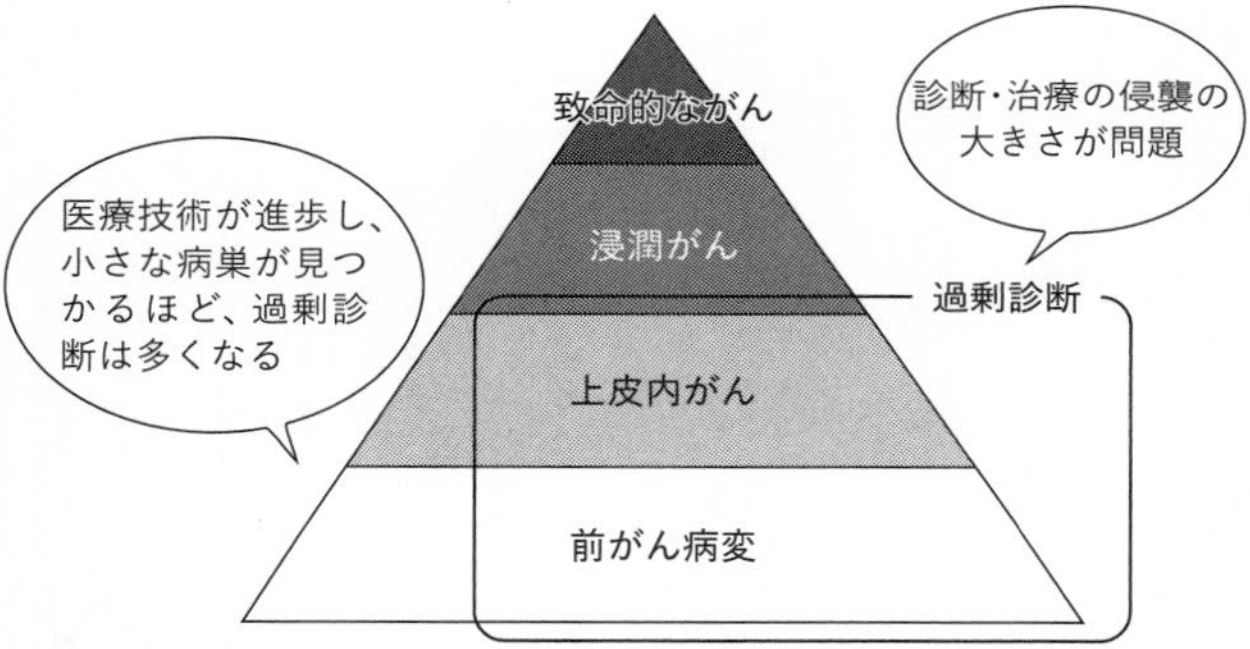

「前がん病変」「上皮内がん」の段階で積極的に治療すると過剰診断となる可能性がある。ただし、がんになる可能性が高いことがわかっている大腸ポリープを切除することは過剰診断には当たらない。

「先生、まだ大丈夫ですかね」

「この一〇年で変わらんかったから、あと五年で変わるとも思えませんなあ」

皆さん、よその病院で「切りましょう」「急がないと」と散々脅かされていたので、最初の診断時は大変動揺しています。

そこで、がんの特性や進行の仕方など、研究データを示しながら一つひとつ説明します。

「ゆっくり様子を見ても大丈夫。変化があってから考えても十分間に合います」

もちろん、納得なさる患者さんばかりではありませんが、丁寧に言葉を尽くすことで患者さんは落ち着いてくださいます。数年後に「あんときはホンマかと半信半疑やったわあ」

と告白してくださる方もいますが。

身体にメスを入れることを拒否する患者さんは昔から一定数います。

私がいた病院は患者さんの気持ちを最大限考慮して、「これ以上は危険」という段階になるまで手術を待つことにしていました。

当時の外科部長は患者さんの肺がんが一〇センチになるまで手術を待ったという肝の据わった人でした。その患者さんはすでに三回の手術で肺の機能がかなり低下しているうえ、安全に切れるスペースも残っていません。もし、慌てて手術をしていたら確実に肺がダメになったはずです。がんが一〇センチになるまで待つことで、肺をもたせることができたと言えます。

現代に受け継がれる「がん手術の鉄則」

一〇〇年前の外科手術の教科書に、現代も受け継がれる「がん手術の鉄則」が記されています。

曰《いわ》く「取り切れない手術はするな」。

がんが残っていると余計にがんが広がってしまうのです。がんの部分ギリギリに切るのではなく、万全を期して余白を取って切り取る必要があります。

また、手術では病気の部分に直接触れるのも御法度《ごはっと》。手で触れてしまうと、その刺激でがん細胞を血管のなかへ押し込んでしまうからです。

当然ですが、がんによって性質が異なります。

経過観察だけでいい場合、抗がん剤と併用したほうがいい場合、待ったなしで手術が必要な場合と、さまざまな選択肢があります。

いずれの選択をするにしても、共通するのは「ゼロリスク」はないということ。完璧を求めると選択肢はなくなります。

自然に治るがんもある⁉

私が研究と臨床の両方を同時進行していた大阪の病院は、変わり者が多く、変わったこともサラッと受け入れる独特の風土がありました。

世間一般ではがんでもなんでも切りたがる先生が多いなか、外科なのによっぽどじゃないと切らない先生も多かったのです。

患者さんの年齢・性別はもちろんですが、そもそも切りたい人なのか、なんで切りたいのか。現在、どれくらい身体は動いているのか。仕事は？　なども手術を決める判断材料としていて、こうした情報の多くは患者さんが医者に知っておいてほしいと思うものばかりです。

切らずにじっと待てる先生方が多かったので、慎重に経過観察しているうちに「がんが小さくなる」患者さんも稀に出てきました。

普通の病院なら「うそや」と一蹴されるでしょうが、報告を聞いては「ほんまや」「学会で発表しよ！」「やっぱりあるんだね」と、和気あいあいです。なんせ、患者さんが元気になるのですから。

「自然に消えるがん」について、149ページの図「HPV感染から前がん病変、子宮頸がんになる流れ」で説明しましょう。

女性の八〇パーセントはHPVに感染するといわれていますから、女性一万人のうち八〇〇〇人が「一過性感染」します。ほとんどが自然に治ってしまいますが、治らなかった五〇〇人は「持続感染」という段階へ。

HPV感染から前がん病変、子宮頸がんになる流れ

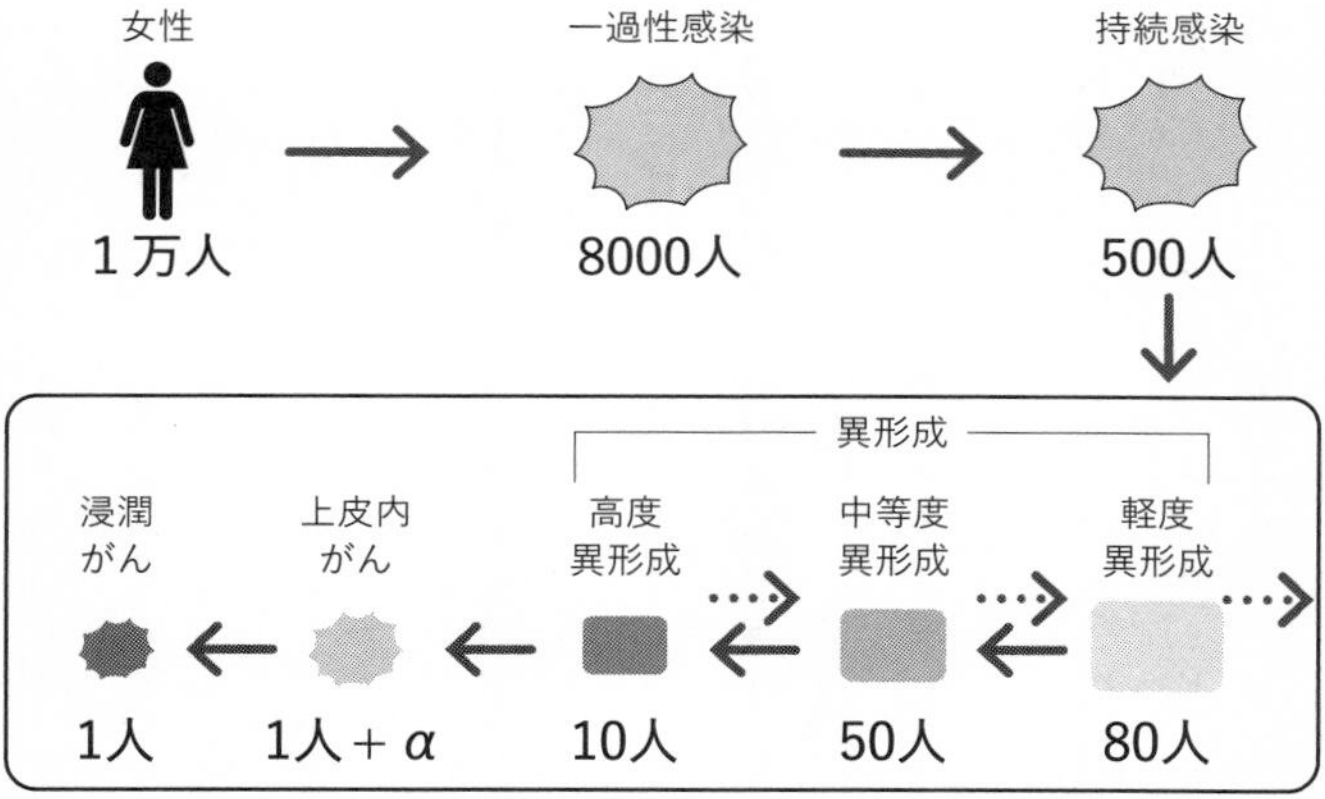

前がん病変になっても、浸潤がんになっていくのはほんのわずか。

「持続感染」がさらに進み「異形成」になると粘膜の顔つきに変化があらわれます。なかでも「高度異形成」はほとんどがんと見分けがつきません。

「持続感染」から「軽度異形成」「中等度異形成」「高度異形成」と一方向に進むわけではなく、⇣の方向に逆戻りできます。ウイルスの力が弱ると、シューッとしぼんでいくのです。逆戻りせずに「上皮内がん」に進むのは一人+α、さらに「浸潤がん」に進むのは一人です。

「上皮内がん」では、がんは上皮内にとどまっているのでその部分のみ切除しますが、「湿潤がん」は転移してしまうので子宮ごと取ることになります。

赤ちゃんの神経芽細胞腫が消えたケース

自然に治るがんのひとつが、小児がんの一種である新生児の神経芽細胞腫《しんけいがさいぼうしゅ》です。神経芽細胞腫はお腹のなかに腫瘍ができる病気。以前は、早期発見・早期治療のため、神経芽細胞腫がつくった物質が含まれていないか、生後六〜七カ月の赤ちゃんの尿検査を実施していました。

検査で神経芽細胞腫であることがわかっても、手術できる場合はともかく、遠隔転移で見つかった場合は抗がん剤治療がおこなわれました。しかし赤ちゃんへの抗がん剤治療はお母さんにとっては忍びなく治療を拒否されることもありました。ところが治療をおこなわず、半年もするとだんだん腫瘍が小さくなっていき、すっかり治ってしまう赤ちゃんが出てきました。

一人なら奇跡ですが、ひとつの病院で二〇人以上も自然に治っていったのです。全国各地で同じ事例が発生し、小児科医の間で「神経芽細胞腫は自然に治る！」と広まっていきます。すると、次に来るのは「この検査、意味あるの？」という疑問。

ちょうど、ドイツとカナダから新生児への検診に否定的な研究報告も上がり、一九八四年から始まった検査は二〇〇四年に中止となったのでした。

ただし、二、三歳になってからできた神経芽細胞腫は非常に質が悪く、まったく異なる経過をたどります。

コラム

「がん」の分類は難しい

皆さんは「がんもどき」という言葉を聞いたことがありますか？　近藤誠《こんどうまこと》医師という方の主張で、次のようなものです。

――がんは「がんもどき」と「真のがん」の二種類。「がんもどき」は転移せず、治療の必要なし。「真のがん」は転移する。本当のがんではない「がんもどき」は転移しないので治療「真のがん」は転移する。転移する「真のがん」に手術や抗がん剤などの治療をしても意味がないどころか寿命を縮める――

本章でも「自然に消えるがん」について説明しましたが、「がんもどき＝自然に治るがん！」と早合点してはいけません。

また、実際に遺伝子に異常を来してから転移するがんになるのは、HPV感染者全体の一万人のうち一人程度ですが（148〜149ページ）、転移するからといって治療ができないなんてこともなく、助かる方も多々おられます。

がんを知るほど、その不可解さに混乱すると思います。しかも、命に関わる病ですから冷静さを欠くかもしれません。

しかし、がんは二分類で済むほど単純な病気ではありません。

「がんもどき」という表現はキャッチーでインパクトがありますが、私たちの業界の言葉で言えば「過剰診断となりがちな前がん病変や上皮内がん」（145ページ図）ということになります。

4章

それでも、この検査だけは受けたほうがいい！

長生きする人の検診の受け方、使い方

実は最強だった！　自治体のがん検診

突然ですが、私の現在の所属は国立がん研究センターの検診研究部。がん検診の有効性について情報を集めつつ、やたら細かい数字を大量にパソコンに入力してデータ解析したり（最近のパソコンはフリーズしないので助かります）、「検診がちゃんとおこなわれているかな」とか、「この年代の受診率アップにはなにがいいのかな」などと、日々考えています。

政策に関わる審議会でレポートを発表し、議員の先生方の勉強会でお話もします。今風の言い方をしたら「検診研究部の中の人」なのですが、「全部受けてください、しっかり受けてください」とはひとことも言いません。講演に呼ばれた先でも「受けなくてもいい検診がある」と言っているぐらいで、大変自由に活動させてもらってます。

さらに、自由なことを書くと、「がん検診の手法はこれが一番」などとは言えません。

「これが一番いい」

「絶対大丈夫」

一見、頼もしく力強い言葉ですが、真面目な研究者や医者だったら、そうそう口にはできない台詞《せりふ》です。

「できない・知らない・わからない」

患者さんも聞きたくないでしょうし、私たちも言いたくはない言葉ですが、専門家だからこそ、責任があるからこそ「できない・知らない・わからない」と勇気を持って言わなくてはいけないことがあります。

すべての検査手法について、自前で研究をおこなってその効果を検証することは莫大な研究費と長い年数を要するため、現実的ではありません。ではどうするかというと、権威ある医学誌に掲載されたり、学会で発表された世界中の論文を参考にします。

医学誌掲載や学会発表に至るまでには、複数の研究者による厳しい査読（論文の検証）を突破しなくてはいけません。査読をくぐり抜けた論文は、精度や価値に太鼓判を押されたことになるのです。

粒揃いの論文を国立がん研究センターが中心となって丁寧に読み込んで、メリットとデメリットを客観的に判断して定めたのが「科学的根拠に基づくがん検診ガイドライン」です。

このガイドラインがゴールではありません。ここからがスタートです。

厚生労働省は、このガイドラインを資料のひとつとして、「がん検診のあり方に関する検討会」で議論を重ねます。

それを、市区町村がおこなう住民検診に対しては「がん予防重点健康教育及びがん検診実施のための指針」を、また職域がおこなうがん検診に対しては「職域におけるがん検診に関するマニュアル」として提示しています。

お堅い名前ですが、平たく言えば「損しないがん検診の受け方」を示したものです。ここで示した検診手法、年齢、間隔でがん検診を受けることで、検診がもたらしてくれるメリットを最大限受け取ることができます。

どの辺が「損しない」なのかというと、検査被曝などのダメージを最小限にとどめながら、「がんかもしれないもの」を見つけて再検査につなげられる点。がんかどうかの判断は再検査に委ねます。

157ページに掲載した「受診をおすすめするがん検診」とは、「損しないがん検診の受け方」でもあります。

例えば、ピロリ菌に感染もしていない二〇歳が胃X線検査を受ける必要はありません

受診をおすすめするがん検診

臓器	検査方法	対象年齢	検診間隔
胃がん検診	胃X線 胃内視鏡	50歳以上	2年に1回
大腸がん検診	便潜血検査	40歳以上	毎年
肺がん検診	タバコを吸わない人;胸部X線 タバコを吸う人;胸部X線+喀痰細胞診	40歳以上	毎年
乳がん検診	マンモグラフィー検査	40歳以上	2年に1回
子宮頸がん検診	子宮頚部擦過細胞診	20歳以上	2年に1回

＊胃X線は当面の間40歳以上を対象としてもよい。

がん検診を政策に組み込むか決めるには、検診の効果を客観的に評価することが国際的な常識となっている。上記の表のがん検診は、死亡率が減少し、検診の不利益(デメリット)も小さいと判定され、厚生労働省も受診を推奨しているもの。


がん検診の手法として何がよいのかは、専門家であるはずの医師にとっても判断が難しいものです。

「科学的根拠に基づくがん検診ガイドライン」は国立がん研究センターが、世界中の論文を客観的に判断し、がん検診を受けることによるメリットとデメリットを客観的に吟味して、実施するべきかを決めたものです。現時点で実施が推奨された検診手法はごくわずかに過ぎませんが、その理由は、メリットが確定していない(乳房超音波検査など)ものや、デメリットが大きいもの(大腸内視鏡)などさまざまです。

厚生労働省は、このガイドラインを資料のひとつとして、専門家からなる「がん検診のあり方に関する検討会」で議論をし、「がん予防重点健康教育及びがん検診実施のための指針」「職域におけるがん検診マニュアル」という形でがん検診の実施を推奨しています。

ここで示された以外の検診手法・年齢・検診間隔で受診することは、検診によるメリットを享受できる可能性は乏しく、逆にデメリットを被る可能性があるので、ご自分でよく吟味したうえで受診すべきかを考えてください。

し、三〇歳なのにマンモグラフィー検査を受けても「損」する確率のほうが限りなく高いでしょう。がんはないし、検査はきついし、もし「それっぽいもの」が見つかったらショックだし、でも、たいてい再検査で異常なしとなって取り越し苦労で終わります。

さて、一覧のなかに胃内視鏡検査はあるのに大腸内視鏡検査がないのは不思議に思いませんか？　また、どうせ再検査で受けるのならば、乳がん検診では最初から乳房超音波検査もやっておいたほうが手っ取り早そうです。

理由はこちら。

大腸内視鏡検査は絶食や下剤などかなり身体の負担になります。これは損。また、便潜血で明らかに問題なしの人まで無理して受ける必要はなく、生涯一度と決めて受けるのはいいですが、毎年受ける必要はありません。

乳房超音波検査はそのメリットがまだ確定できていません。「マンモグラフィーのみ」「マンモグラフィーと超音波検診」の二グループを比較したところ、後者はがんの見落としが減ったという調査報告がありますが、逆に偽陽性が増加しており、さらには死亡率の低下につながったというエビデンスはまだ出ていないのです。

がん検診の目的は、「がんを見つけること」ではありません。「がんで亡くなる人を減らすこと」。がんの発見率が上がっても死亡率の低下がはっきり数値で確認できなくては、「損しないがん検診」に入れることはできないのです。

「自治体のがん検診推し」の展開になっていますが、会社で同様のがん検診が受けられるのなら自治体のほうは受けなくてOK。検診回数を増やしたり間隔を詰めたところで、がん検診のメリットがアップするわけではないからです。

コラム

毎年乳がん検診を受けられる自治体はよい自治体？

乳がん検診を毎年受けられる自治体が五割もあるそうです。あなたの自治体はどうでしょうか。「たくさん受けられてサービスがいい」とは、もう思いませんよね。厚生労働省からも「このままでいい？　二年に一回に統一すべき？」と、問い合わせがありました。

毎年乳がん検診を受けると放射線被曝は一・五倍に増え、偽陽性率も一・五倍。ちなみに「一・五倍」とは、一〇年間にほぼ二人に一人ががんでもないのに「がんの疑いをかけられる」という数字です。おっかないですね。

これだけデメリットが増えるのに、それを凌《しの》ぐようなメリットがあるというデータは残念ながらありません。これからは二年に一回に統一されていくと思います。

がん検診と死亡率の関係

自治体のがん検診は二〇〇七年に胃がんと子宮がん（子宮頸がん）から始まりました。その五年後に肺、乳房、さらに五年後に大腸が加わり、現在に至ります。

乳房はマンモグラフィーの導入が間に合わず指触診のみ。しかも三〇歳からだったのですが、乳がんのリスクが上昇するのは四〇代からということもあり、現在は「リスクに合わせて四〇歳から、より正確な検査であるマンモグラフィーのみ」となっています。

「楽になってよかったわ～」とはいかず、「三〇歳はどうなるの？　ほったらかしなの？」という意見は絶えず寄せられます。一度、導入したものを削られると不安になる心理があるのでしょう。いったん定着したストーリーは、データを更新してもなかなか書き換えられないのです。

医療技術の進歩を検証しつつ、マイナーチェンジして進んできた自治体のがん検診ですが、さて、検診で本当に死亡率が下がったかというと、これが実はわからないのです。

大腸がんの死亡率は一時的に下がったのですが、その後は横ばいです。

内視鏡をやっている医師によると、内視鏡は大変な検査ですが一度やると慣れるのか、リピーターになる方が多いそうです。リピーターが毎年欠かさず受けて、ご新規さんはそう増えないので、死亡率に変動がないのかなと予想しています。

日本は検診に関して「受ける」「受けない」の両極端にスパッと分かれ、理想的な間隔で受けている方はごくわずか。これは個人が健康を守るためにも、我々が統計を取るうえでも大きな足かせになっています。

欧米は「健康意識がとても高い人」「まったく生活習慣がなってない人」という両極端が二～三割、その間にいる七割前後の方がきちんと検診を受けているので、死亡率との相関の数値もきれいに出ます。検診受診率の高さは、受診を積極的にすすめるホームドクター制度の存在も大きいでしょう。

しかし、日本の場合、個々人に検診をすすめる「外圧」がありません。職場で健・診のついでに検・診を受ける流れはありますが、小さな職場では残念ながら従業員の健康に配慮する余裕がないところもあります。

非正規の方や、そもそも職場に属していない方の健康をどう守っていくかは、社会全体で取り組むべき課題と言えます。少なくとも、自治体の検診であれば受診の機会は等しくあることを知っておいてください。

人間ドックは「個人の判断」で受けるもの

検診に関する取材を受けると、必ず聞かれる質問が「人間ドックの賢い受け方を教えてください」です。

実は、そのたびにちょっと困惑してしまいます。

人間ドックは、私の専門である自治体のがん検診とフィールドが同じようで異なるというか、ときどき重なることもあれば、まったく離れることもある。人間ドックの提供機関もさまざまで、「人間ドックとは」とひとくくりにすることが難しいのです。

しかし、その困惑を含めて説明することは意義あることなので、今後取材にいらっしゃる方は遠慮せずに聞いてください。人間ドックを受ける方からこうした質問が出なくなるのが一番よいことだからです。

最初に、人間ドックを受ける方に理解していただきたいのは、人間ドックを受けることは、次の二点で「個人の判断」を求められるということです。

①高額な治療費を負担すること
②検診内容の精度を把握すること

①はわかっても「②はどういうこと？」と思われるでしょう。これがどういうことか自治体のがん検診との比較で考えてみましょう。
自治体のがん検診は成り立ちをたどっていくと国に行き着き、「国の判断」を集約したものと言えます。「個人の判断」の対極ですね。

「国の判断」は、研究者、医師、役人の異なる立場の意見を集約させたものです。だから、慎重すぎるほど慎重に取り決めをしていきます。つまり、「エビデンスが確か」ということです。

「マンモグラフィーと乳房超音波検査を同時におこなうと、マンモグラフィーだけのときより乳がんの見落としが減った」(158ページ)となれば、「すぐに乳房超音波検査もがん検診に!」となりそうですが、それだけではダメ。

死亡率の低下との関連が証明され、不利益も小さくなくては、国が個人に提供するサービスとしては不完全なのです。

一方、人間ドックは「国の判断」以外のこともできる点が「売り」です。

「医療機関が判断するんだから、精度も高いだろう」

「国は慎重すぎて腰が重いけど、医療機関はフットワークが軽く最先端の検査を提供しているはずだ」

人間ドックを受ける方はこう考えるはずです。

ところが、実際に人間ドックで検査メニューを決めているのは、医者でも、もちろん研究者でもなく、事務方のスタッフであることがほとんどです。

いわば「経営サイド」。医学知識よりも経済原理で、ユーザーの心をつかむ「映《ば》える」メニューを並べていることが多いのです。

国立がん研究センターでは、肺、大腸、胃、乳房、子宮、そして前立腺のがん検診についてガイドラインを作成しています。各検診でおこなわれる検査のメリットとデメリットをまとめ、推奨グレードを示したものです。

検診をおこなう際はガイドラインの内容を正しく理解し、受診者に必要な情報を伝えることが本来のあり方です。しかし、新しい検査についてはこうしたガイドラインはないので、そのメリットやデメリットは誰が判断するの？　という状態です。

前述の「②検診内容の精度を把握すること」が、いつの間にか個人の判断に委ねられているとは受診者は夢にも思わないでしょう。

もちろん、精度を把握しなくても検査は受けられます。

しかし、「精度は微妙かもしれない、デメリットもあるかもしれない」という事実は、せめて理解しておいたほうがよいでしょう。

たまに、「国立がん研究センターが出しているリーフレットを受診者の説明に使わせてほしい」との申し出を人間ドックの実施機関から受けることもあります。

ただ、ほとんどは受診者に検査のメリット・デメリットの説明はせず、オプションの一覧表を渡して「ご希望の検査に○をつけてください」と、受診者の「個人の判断」にすっかり委ねている状態です。

検証を重ねたわけでもなく、「映え」優先で、医学知識もないスタッフが選んだメニューがオプション一覧に並んでいたりするかもしれません。

ここまで書いておいて今さらと思われるかもしれませんが、私は人間ドックを全否定しているわけではありません。

医者や研究者のなかにも、自治体検診でもなく、職場検診でもなく、人間ドックを受診している人が結構います。そして、人間ドックがきっかけで早期がんを見つけ、治療から職場復帰している人もいるのです。

がんを見つけるために、どの検査を受けたらいいのか

人間ドックのメニューは健康状態を見る健診と、特定の病気について調べる各種検診、そしてオプションのミックスです。ここではがん検診について考えたいと思います。

157ページの「受診をおすすめするがん検診」に沿った内容を押さえていれば問題ありません。四〇歳以上で生活習慣などのリスクが高いと感じる方で大腸内視鏡、乳房超音波、胸部CT検査（肺がん）をどうしてもオプションで追加したい場合は、これらの検査がまだ効果が確定していないこと、間違ってがんの疑いをかけられる偽陽性や放射線被

曝、過剰診断などの不利益が大きいことをよく理解しておくことです。海外で低線量CT検査を用いた肺がん検診の有効性が確認されたという報告はありますが、喫煙者のみの話で、タバコを吸わない人にはやってはいけないとアメリカやヨーロッパのガイドラインには記されています。

気をつけてほしいのが「年齢」と「回数」。対象年齢以下なら検査を受ける必要はありませんし、二年に一回の検査なら二年に一回でいいのです。

何度も書いていますが、検診の検査で見つけるべきがんは「早期」のもの。早期がんであれば、定められた対象年齢やタイミング内で見つけることができるでしょう。

対象年齢より若い年齢やタイミングを逸脱して発生するがんは、がん検診の検査では見つけられない類いのものですから、検査を定期的に受けていても早期発見は難しいのです。

となると、最先端の検査なら見つけられるのではないか？　と思いますよね。そこで目にとまるのが「オプション」でしょう。

オプションの定番は腫瘍マーカーです。安価なうえ血液検査のみと簡単ですが、がんの早期発見には無力と思っておいてよいでしょう（110ページ参照）。

全身のがんを調べられる？　ＰＥＴ検査とＭＲＩ検査

人間ドックのオプションでは「全身のがんを見つける」といわれるＰＥＴ検査もあります。がん細胞がブドウ糖を大量に取り込む性質を利用したものです。微量の放射性物質をくっつけたブドウ糖を投与したあとＣＴで全身を撮影すると、がん細胞があるところが光って見えるのです。

ＰＥＴの専門家がつくったガイドラインでは「必ずほかの画像検査や内視鏡とセットでおこなう」としています。ＰＥＴだけでは精度が心もとないのです。

最も難しいのは胃がん。胃は活発に活動するためブドウ糖が集まりやすく正確な判断ができません。また、仮に胃がんがあっても、胃にできるがん細胞の特性から、検出可能なレベルにまでブドウ糖が集まってくれないのです。

大腸がんも開腹手術が必要なサイズにまで大きくなっていないと検出できません。内視鏡で取るようなサイズだと見つけることが難しいのです。

ほかに不得手なのが膀胱《ぼうこう》と前立腺。投与した薬剤は尿に取り込まれて膀胱に集まりハレーションを起こすので、膀胱とそのそばの前立腺も画像が不鮮明でがんの検出は難しくなってしまいます。

一番はっきり検出できるのが甲状腺ですが、「PET検査でがんが見つかったんです」と病院にやってくる患者さんへの対応に、頭を悩ます耳鼻科や甲状腺外科の医師は結構多いのです。

例えば、甲状腺を取ってミリ単位で標本をつくったら、数ミリのごく小さながんがあるのは普通のことで、このような小さいがんを放置しても将来症状を発したり、命に危険を及ぼすことは考えにくいため、わざわざ手術する必要はありません。それでも、「最新の検査でがんが見つかった」となると、手術をしたがる人が多いというのです。

PET同様、「全身のがんリスクを調べる」というオプション検査として、磁気を利用して画像をつくるMRI検査があります。撮影時は三〇分ほどじっとしていないといけないのですが、できた画像は不鮮明で読み取るにはかなりの技術が必要だと感じました。

PETはがんの再発や転移を見つけるときに力を発揮します。MRIは全身ではなく、乳房、子宮、前立腺などの臓器の検査では非常に頼りになります。検査手法の守備範囲を理解しておきましょう。

尿、唾液……最先端の検査の課題

「血液検査でがんが見つかる」

「尿でがんが見つかる」

「唾液でがんが見つかる」

時折、「画期的ながん検査」が発表されて、ニュースを賑わすことがあります。

新型コロナウイルスの影響でテレワークが広がり、検診控えも増えるなか、「自宅で検査できます」とアピールしている検査会社もあります。

検査によってはかなり杜撰《ずさん》なものもあります。

「陽性」と出るには出るのですが、肝心のどの臓器が陽性なのかはわからない。

「身体のなかのどこかに、がんがあるかもよ」という曖昧な検査結果を根拠に、詳しく検査をしてほしいと言われても、医師も途方に暮れてしまいます。原則的に、保険病名がなければ保険診療ができないのです。

新しい検査が眉唾《まゆつば》かどうかは、医学知識がなければ判断がつきません。

目安となるのが、その検査の先が具体的に示されているかどうか。

陽性になったあとのステップが「病院に行ってください」だけでは無意味。「○○科で○○の検査を」まで示していないようなら、慌てて飛びつかないようにしましょう。

検査はそれ単体で存在しているのではなくて、医療のなかに組み込まれていなくては「機能している（意味がある）」とは言えないのです。

「がん家系」なら積極的に検査を受けるべき？

ごく稀に遺伝ががんに影響するケースがあります。「遺伝性腫瘍」といい、次のようなときに遺伝性腫瘍の可能性を考えます。

【身内】
□家族や親戚が若い年齢でがんと診断された
□身内に同じ種類のがんになった人が複数いる

[自分]

□自分自身が若い年齢でがんと診断された

□繰り返しがんにかかった

□眼、乳房、腎臓など対《つい》になった臓器が両方ともがんになった

アンジェリーナ・ジョリーさん（120ページ）は遺伝性腫瘍に該当する非常に稀なケースです。予防的に乳房と卵巣を切除しましたが、そういう遺伝子を持っていたというだけで、本当に将来がんになるはずだったかはわかりません。

「がんは遺伝する」と根強く信じられていますが、がんになった方の多くは、遺伝とは無関係です。

持って生まれた遺伝ではなく、後天的な要因のほうが、よっぽどがんのリスクを上昇させます。例えば、喫煙や過度な飲酒、肥満、偏った食事などの生活習慣、加齢などでがんが発生するのです。

がんにつながるような生活習慣の改善は、ぜひ取り組んでほしいことではありますが、それでもあまり躍起にならないでください。

必死でしゃかりきになっていると、必ず疲れます。ちょっとの失敗ですべてイヤになって放り投げてしまうことだってあります。

「今日は飲まない日、明日はウォーキングの日、明後日はなーんもしない日」など、ちょっとした「抜け」をつくりながら、楽しく長く取り組んでください。

すべてのがんリスクを上げる「タバコ」

176〜177ページの表にあるように、がんによってリスクは異なります。肝臓がんなら過度な飲酒、胃がんなら塩分のとりすぎ。肝炎ウイルス（肝臓がん）、ピロリ菌（胃がん）、HPV（子宮頸がん）などは、感染していると、がんになる確率は上昇します。

しかし、すべてのがんに確実に影響するのが「タバコ」です。「がん＝肺がん」のイメージが強いかもしれませんが、肺がん以外の多くのがんとも強い関係を示しています。がんになった人のうち男性は三〇パーセント、女性は五パーセントが喫煙が理由と考えられています。

また、がん以外にも心疾患、脳卒中、慢性閉塞性肺疾患を引き起こすことも考えなければばいけません。なにより、受動喫煙によって周囲の人の健康まで脅かしてしまうのです。

習慣的にタバコを吸う人は減少傾向にありますが、依然として男性の二七・一パーセント、女性の七・六パーセントが喫煙者です（「令和元年　国民健康栄養調査」厚生労働省）。

ご存じでしょうが、禁煙治療は保険適用になっています。やめたいけどやめられない、禁煙に何度も失敗しているという方は、ぜひ病院へ行ってください。

検診センター、人間ドックは玉石混交

協会けんぽや健康保健組合が契約している検診センターや、ご自身で申し込んでいる人間ドックが信頼できるかどうかは、気になるところだと思います。

「施設名」を検索サイトに入力すると、検索候補に「○○検診センター　口コミ」「○○病院　評判」と出てきますよね。それだけたくさんの方が検索しているのでしょう。皆さん自分の身体を預けるのですから気にして当然です。でも、情報網がないなかでは、検診センターや人間ドックの良し悪しを見極めるのは少々難しいかもしれません。

企業検診の場合、職場の絡みがあって検診センターを変えるのが難しいこともありますが、定期的に同じ場所で同様の検査を受けられるというのは、変化を把握しやすいというメリットがあります。

また、一般向けの検診はおこなっていない大学病院の検診センターでも、企業検診であれば受けられることもあります。その地域のトップレベルの技術を誇る検診センターで検査を受けられるというのは魅力的です。

個人で申し込んでいる人間ドックの場合は、別の施設に変えるのも身軽です。そのときは、過去に撮影したX線検査やCT検査の画像をDVDに焼いてもらうとよいでしょう。たいていのところは実費程度で引き受けてくれるはずです。

新規で人間ドックを探したい場合、その施設の信頼度を測るひとつの目安になるのは「数字を出せるか」。「何人検診を受けたか」はどこでも出せます。「がんを何例発見できたか」を示すことができる施設はかなりしっかりしています。

検診センターや人間ドックでも、ちゃんとした施設であれば、あなたが受けた検査の放射線線量についてデータ開示ができるはずですから、それができないところも要注意です。

「がんのリスク・予防要因・評価一覧（2020年11月30日版）」
（国立がん研究センター　社会と健康研究センター　予防研究グループ）を一部改変

乳がん	食道がん	膵がん	前立腺がん	子宮頸がん	子宮内膜がん	卵巣がん	頭頸部がん	膀胱がん
可能性有↑	確実↑	確実↑	—	確実↑	—	—	確実↑	確実↑
可能性有↑	—	—	—	—	—	—	—	—
可能性有↑	確実↑	—	—	—	—	—		—
可能性有↑ *2	—	可能性有↑ *3	—	—	可能性有↑	—		
可能性有↓			—	—	—	—		
				確実↑ *7				
—	ほぼ確実↓	—	—	—	—	—		
—	ほぼ確実↓	—	—	—	—	—		
可能性有↓	—		可能性有↓					
—	—	—	—	—	—	—		
—	—	—	—	可能性有↓	—	—		
—	—		—	—	—	—		
—	—	—	—	—	—	—		
—				—	—	—		
—			—	—	—	—		
				—	可能性有↓	—		
	ほぼ確実↑							
			—					
—	—		—	—	—	—		
可能性有↓	—	—	可能性有↓	—	—	—		
—	—	—	—	—	—	—		
—	—	—	—	—	—	—		
—			—					

*9…男性は「データ不十分」。女性は「可能性有」。*10…男性は「データ不十分」。女性は「可能性有」。*11…魚由来の不飽和脂肪酸。

（注）食事からの摂取、血中レベルの研究に基づく（サプリメント摂取についての研究は含まない）。

科学的評価《エビデンス》に基づく発がん(↑)・がん予防効果(↓)評価一覧

		全がん	肺がん	肝がん	胃がん	大腸がん	結腸がん	直腸がん
喫煙		確実↑	確実↑	確実↑	確実↑	確実↑	確実↑	確実↑
受動喫煙		ー	確実↑	ー	ー	ー	ー	ー
飲酒		確実↑	ー	確実↑	ー	確実↑	確実↑	確実↑
肥満		可能性有↑ *1	ー	確実↑	ー	ほぼ確実↑	ほぼ確実↑	ほぼ確実↑
運動		ー	ー			ほぼ確実↓	ほぼ確実↓	ー
感染症			可能性有↑ *4	確実↑ *5	確実↑ *6			
食品	野菜	ー	ー	ー	可能性有↓	ー	ー	ー
	果物	ー	可能性有↓	ー	可能性有↓	ー	ー	ー
	大豆		ー	ー				
	肉	ー	ー	ー	ー	可能性有↑ *8	可能性有↑ *8	可能性有↑ *8
	魚	ー	ー	ー	ー	ー	ー	ー
	穀類		ー	ー	可能性有↑	ー	ー	ー
	高塩分食品				ほぼ確実↑			
	牛乳・乳製品	ー	ー	ー	ー	ー	ー	ー
	食パターン				ー	ー	ー	ー
飲料	緑茶	ー		ー	↓ *9			
	コーヒー			ほぼ確実↓		ー	↓ *10	ー
熱い飲食物								
栄養素（注）	食物繊維					可能性有↓	可能性有↓	可能性有↓
	カルシウム					可能性有↓	可能性有↓	可能性有↓
	ビタミンD					ー	ー	ー
	葉酸		ー			ー	ー	ー
	イソフラボン	ー	ー	ー	ー	ー	ー	ー
	ビタミン	ー	ー	ー	ー	ー	ー	ー
	カロテノイド	ー	ー	ー	ー	ー	ー	ー
	脂質		ー		ー	可能性有↓ *11	可能性有↓ *11	可能性有↓ *11

「-」はデータ不十分なもの。*1…BMI：男姓18.5未満、女性30以上。*2…閉経前BMI：30以上。閉経後は「確実」。*3…男性BMI：30以上。女性は「データ不十分」。*4…肺結核。*5…HBV、HCV。*6…H. ピロリ菌。*7…HPV16、18。HPV33、52、58／クラミジアは「データ不十分」。*8…男性は「データ不十分」。女性は加工肉／赤肉で「可能性有」。

最初から名医を探さない

新型コロナウイルスの報道では多くの専門家がメディアに登場しました。メディアに出ていたら、きっと名医に違いないと思ってしまいますよね。ところが、同業の我々からすると「専門外やん」と、ずっこける人選も多々見られました。テレビのように顔も名前もバーンと出るのに、平気で実績を偽る人物もいるのです。しかし、そのうちボロが出るようで、次第に登場回数が減って、いつの間にか消えていました。

継続して出演している方々は、さすがの実績の持ち主ばかりです。名医探しのひとつのポイントは、「メディアに出ている」ではなく「メディアに継続して出ている」ことです。

また、よく言われることですが、建物や調度品が立派だからといって腕もいいとは限りません。逆に、質素だからいいというわけでもないのですが、要するに「見た目」はあまり気にしなくてよいということです。

「でも、検査機器は最先端のものが揃っていたほうがいいんじゃないの？」

確かにそうですが、お金さえあれば七億円以上するMRI装置も、一〇億円以上するCT診断装置も買えて、機械があればバイトの医師でも検査可能です。

この二つに比べて内視鏡検査装置は一億円を切るお値打ち価格ですが、研鑽《けんさん》を積んだ医師がいないことには使いこなせません。

内視鏡を受けるか受けないかは別として、内視鏡専門医が常駐していることを人間ドック選びの目安としてもよいでしょう。

医師を含めたスタッフの名前がホームページに掲載されている施設も、人の定着率がよいと考えられるので体質がしっかりしていることが多いです。

人間ドックであれば、メガ盛りやレディースセットのように、パッと見、お得感があるメニューをやたら並べているところや、扇情的なフレーズで広告をしているところも避けたほうが無難です。

さて、人間ドックに限らず、診察や治療など医者にかかるときに言えるのは、最初から「ベスト」「名医」が見つかるとは思わないことです。健康、ひいては命に関わることなので失敗したくない気持ちはわかりますが、相性も運もあります。

絶対に譲れないポイントは守りながら、「ここは気になるけど、ここはいい」と、妥協点を探りつつ自分にとっての名医を見つけてください。

定期的に検診を受けるための、ちょっとした工夫

大阪時代、五〇～六〇歳代のスポーツジムに通っている「これぞ大阪のおばちゃん」たちに、インタビューをしたことがありました。

「なんで、がん検診に行かないんですか?」

「忙しいねん」

「こんなインタビューに付き合ってくれるんだから、時間あるでしょうが」

なんのかんの話した挙げ句、「法律で罰則あったら行くがな!」と切れられ、そのインタビュー動画を厚労省に送ったところ、ウワサによるとそれを見たお役人たちは椅子から転げ落ちたとかなんとか。

「がん検診」から漏れてしまう人――非正規雇用、主婦層――たちを、どうしたら取り込めるのかは長年の課題でもあります。がん検診以前に、健康診断すら受けていないケース

も珍しくないのです。

大きな会社であれば非正規雇用であっても健診が提供されますが、中小企業ではまず無理。

「健診も検診もご自由にどうぞ。ただし、自分で自治体に申し込んでね。もちろん休んだ分は給料はないよ」

これでは、健診にも検診にも足は向きません。

また、大きな会社は従業員の配偶者の面倒まで見てくれますが、中小企業は従業員だけで、配偶者は自分で健診や検診の段取りをしなくてはいけません。

雇用を含む社会の制度を変えるのは大仕事です。一朝一夕にはいかないでしょう。五年後か一〇年後か。もっとずっと先になるのか。

制度が現状でいいとは言いませんが、整うのを待っている間にできるアクションもあります。

大阪がん循環器病予防センターでは、以前、事務スタッフのアイデアで「お父さん、お母さんに健診券をプレゼントしよう」というキャンペーンを展開して大好評でした。社会人一年目の子どもたちが、感謝を込めて親御さんに「健康でいてね」の気持ちを贈ったのです。

人間ドックは確かに高額ですが、自治体の健診・検診はどうしても時間が合わないという方は、年に一回、誕生月のイベントとするのはいかがでしょうか。

「いやいや、高くてよう行けん」

ということなら、なんとしても時間をやりくりして、自治体のほうを受けましょう。

「死」に無防備になってしまった現代人

突然ですが、あなたは大切な方の臨終《りんじゅう》の場に立ち会ったことはありますか？

核家族化が進み、ほとんどの方が病院で最期を迎える現代、「死」を目の当たりにする機会は皆無かもしれません。

大事な人の「死」はつらく悲しいものです。しかし、身近な誰かの「死」を経験することなく人生を送るのは、非常に危ういことです。

末期がんで入院している資産家の男性は、バス・トイレ付き、ソファセットもある豪華な個室で入院生活を送っていました。

いよいよ容体が悪くなり、知らせを受けて親族も駆けつけました。奥様はそれまで大変献身的に付き添っていたのですが、ご主人が息を引き取る直前、何を思ったか突然、部屋のバスルームにスタスタと入り、あろうことか歯磨きを始めるではないですか。

歯磨きの最中に男性は息を引き取り、奥様だけが、同じ空間にいながら、最期の瞬間に立ち会うことができなかったのです。

お子さんに残された時間がどれくらいか説明をしていると、泣くことも呆然とすることもなく淡々とメモを取る親御さんもいます。治療方針の話ではありません。もうすぐ子の命が尽きるという絶望的な宣告なのに、サラサラとペンを走らせる姿は異様です。

まったく未経験、無防備な状態で突然「死」というものに直面し、完全に思考停止、フリーズしてしまう人が増えてきたような気がします。

検査を受ける前に決めておくべきこと

がん検診に対しても無防備に臨む人がなんと多いことか。

「がんでないことを確認するため」に受けているのです。結果的にほとんどのケースでそうなります。

しかし、「がんかもしれない可能性」が指摘されることもあるのです。

さらに再検査で「がん」と診断されるかもしれません。

がん検診を受ける前は、がんと診断されるかもしれない可能性を含めた、検査に伴う不利益も理解しておく必要があります。

かつては「不治《ふじ》の病」と恐れられた「がん」に関する「検診」ですから、その話題には死の影がちらつきます。失礼な言い方ですが、「死」に近い位置にいるご老人は、がん検診にまつわる不利益について自然なことと受け取りそうですが、実際には違いました。私が調査したところ、お年寄りほどなかなかがん検診の不利益を理解してくれない傾向があるのです。

現役世代は初めて聞く話であってもすんなり頭に入るようなのですが、お年寄りはなぜか「自分だけは大丈夫」という奇妙な自信があるようです。高齢者の運転ミスによる事故が頻発して社会問題になりましたが、免許返納を頑《かたく》なに拒否するケースと、根底にあるものは同じだと感じました。

がん検診の不利益について理解するのは、なかなか大変かもしれませんが、「案内が来た」「会社に言われた」と漫然とがん検診を受けるのではなく、がん検診をきっかけに「病気になったらどうしてほしいか」をご家族で話し合っておいてください。簡単に結論が出せない難しい話には、元気でなにも問題が生じていないうちに向き合っておいたほうが、あとあと楽になります。

日本人の性分として、家族になにかあったら身内が必死になんとかしようとしてしまいます。そして、本人が乗り気ではないのに、まわりのほうが治療や延命に突っ走ってしまうのです。そのときになって慌てて本人が主張しても周囲が聞き入れないことは多々あるので、元気なうちに意思決定し、意思表示をしておきましょう。

「検診のあと」を考える覚悟

大阪時代、ごく初期の肺がんの患者さんの診察をしました。経過観察で五年ぐらいはいけそうな雰囲気ですが、そのとき女性は七〇歳。今、手術をしておけば確実にがんはなくなるし、五年後よりも身体の負担も軽いでしょう。女性が一人暮らしで退院後のサポートが手薄なことも、「元気なうちに手術をしたほうがいい」という判断につながりました。

実は、女性本人はあまり乗り気ではありませんでした。

でも、ご親族と一緒に私は手術をすすめました。

結果的に女性は手術を受け入れ、執刀した外科の医師によると手術もスムーズで予定通り退院なさいました。

退院後の外来で一度は元気な顔を見せてくださった女性ですが、二度目はありませんでした。脳出血を起こして、そのまま植物状態になってしまったのです。手術から三カ月後の出来事でした。

手術のストレスが影響したのか。手術をしなくてもそのタイミングで脳出血を起こしたのか。本当に必要な手術だったのか。

なにが正しかったのかはわかりません。ただ、女性の天命を変えてしまったのかもしれないことに、激しい自責の念を抱きました。それは今も続いています。

そして、思うのです。

女性の芯からの意志はどこにあったのか。

——手術みたいな面倒事で親族に手間をかけたくない。だから受けない。

——足腰が立たなくなってからでは遅い。だから受けておこう。

女性は突然のことで気持ちが揺れていました。医師に「がん」を告げられたとき、断固として治療を拒否できる人は滅多にいません。確固たる人生観を胸に抱いている人くらいでしょう。医師や家族や周囲の「声」に大抵の方は流されてしまうのです。

「あなたはがんです」と宣告されるはるか手前の「検診」の段階から、よくよく覚悟を決めておいてください。

もしがんが見つかったら、その覚悟こそがあなたの支えになるはずです。

自分の身体は自分で守るという意識を持つ

これまで述べてきたように、がん検診は「うまく利用する」ことがポイントです。ただし残念ながら、検診によってすべてのがんを見つけられるわけではありません。だからこそ、「検診を受けているから大丈夫」と思わずに、身体の不調のサインを見逃さないようにしていただきたいと思います。

あなたの身体の様子を四六時中観察できるのは、あなただけなのです。

以下、注意してほしい症状を記載します。

いずれも二～三日なら問題はありません。でも、一〇日続くようなら病院へ行きましょう。たとえ年に一回の検診日が数日後に予定されていたとしても、検診ではなく健康保険証を持って、直接病院に行ってください。もともと持病があっても持病と結びつけずに、きちんと医師に診てもらってください。

以下に挙げた具体的な症状以外に、「お腹が痛む」「腰が痛む、重い」なども一〇日続いたら病院に行ってください。単なる筋肉痛やちょっとひねった程度のものなら二～三日で収まるはずです。痛みを含む「継続する違和感」をあまり軽視しないでください。

［胃がん］

□胃の不快感　□胃痛

□胸焼け　□食欲低下

［大腸がん］

□便に血が混じる　□赤黒い便が出る

□便秘と下痢を繰り返す　□体重減少

［肺がん］
□咳が長引く　□血痰《けったん》が出る
□胸に痛みがある　□息切れ

［乳がん］
□胸にしこりがある　□胸にえくぼのようなくぼみがある
□皮膚に赤みがある　□乳頭から血が混じった分泌物が出る

［子宮頸がん］
□性交時に出血する　□不正出血
□茶色いおりものが出る　□おりものが増える

青春新書
INTELLIGENCE

こころ涌き立つ「知」の冒険

いまを生きる

"青春新書"は昭和三一年に――若い日に常にあなたの心の友として、その糧となり実になる多様な知恵が、生きる指標として勇気と力になり、すぐに役立つ――をモットーに創刊された。

そして昭和三八年、新しい時代の気運の中で、新書"プレイブックス"にその役目のバトンを渡した。「人生を自由自在に活動《プレイ》する」のキャッチコピーのもと――すべてのうっ積を吹きとばし、自由闊達な活動力を培養し、勇気と自信を生み出す最も楽しいシリーズ――となった。

いまや、私たちはバブル経済崩壊後の混沌とした価値観のただ中にいる。その価値観は常に未曾有の変貌を見せ、社会は少子高齢化し、地球規模の環境問題等は解決の兆しを見せない。私たちはあらゆる不安と懐疑に対峙している。

本シリーズ"青春新書インテリジェンス"はまさに、この時代の欲求によってプレイブックスから分化・刊行された。それは即ち、「心の中に自らの青春の輝きを失わない旺盛な知力、活力への欲求」に他ならない。応えるべきキャッチコピーは「こころ涌き立つ"知"の冒険」である。

予測のつかない時代にあって、一人ひとりの足元を照らし出すシリーズでありたいと願う。青春出版社は本年創業五〇周年を迎えた。これはひとえに長年に亘る多くの読者の熱いご支持の賜物である。社員一同深く感謝し、より一層世の中に希望と勇気の明るい光を放つ書籍を出版すべく、鋭意志すものである。

平成一七年

刊行者　小澤源太郎

著者紹介

中山富雄〈なかやま とみお〉

1964年生まれ。大阪大学医学部卒。大阪府立成人病センター調査部疫学課課長、大阪国際がんセンター疫学統計部部長を経て、2018年から国立がん研究センター検診研究部部長。NHK「クローズアップ現代」「きょうの健康」、CBCテレビ「ゲンキの時間」などのテレビ番組や雑誌などを通じて、がん予防、検診に関する情報をわかりやすく伝える活動を行っている。

知《し》らないと怖《こわ》いがん検診《けんしん》の真実《しんじつ》　青春新書 INTELLIGENCE

2021年8月15日　第1刷

著者　中《なか》山《やま》富《とみ》雄《お》

発行者　小澤源太郎

責任編集　株式会社プライム涌光

電話　編集部　03(3203)2850

発行所　東京都新宿区若松町12番1号 〒162-0056　株式会社青春出版社

電話　営業部　03(3207)1916　振替番号　00190-7-98602

印刷・中央精版印刷　製本・ナショナル製本

ISBN978-4-413-04628-2

こころ涌き立つ「知」の冒険!

青春新書
INTELLIGENCE

弘兼流 やめる! 生き方	弘兼憲史	PI·602
会社を離れても仕事が途切れない7つのツボ	伊藤賀一	PI·603
ウイルスに強くなる「粘膜免疫力」	溝口 徹	PI·604
認知症グレーゾーン 「人の名前が出てこない」だけではなかった	朝田 隆	PI·605
感情を〝毒〟にしないコツ 心と体の免疫力を高める「1日5分」の習慣	大平哲也	PI·606
日本の神様の「家系図」 あの神様の由来と特徴がよくわかる	戸部民夫	PI·607
英会話 言わなきゃよかったこの単語	デイビッド・セイン	PI·608
脳科学者が教える「ストレスフリー」な脳の習慣	有田秀穂	PI·609
ボケたくなければ「奥歯」は抜くな	山本龍生	PI·610
リーダーとは「言葉」である 行き詰まりを抜け出す77の名言・名演説	向谷匡史	PI·611
自衛隊メンタル教官が教える 心をリセットする技術	下園壮太	PI·612
「エビデンス《科学的根拠》」の落とし穴	松村むつみ	PI·613
自分で考えて動く部下が育つすごい質問30	大塚 寿	PI·614
血糖値は「腸」で下がる 腸からインスリン・スイッチをオンにする生活習慣	松生恒夫	PI·615
最速で体が変わる「尻《しり》」筋トレ 1日5分! 世界標準の全身ビルドアップ術	森 豊 弘田雄士	PI·616
〝スカノミクス〟に蝕《むしば》まれる日本経済	浜 矩子	PI·617
教科書の常識がくつがえる! 最新の日本史	河合 敦	PI·618
ビジネスが広がるクラブハウス	武井一巳	PI·619
語源×図解 くらべて覚える英単語	清水建二	PI·620
ストレスの9割は「脳の錯覚」 思考グセに気づけば、もっとラクに生きられる	和田秀樹	PI·621
還暦からの人生戦略 最高の人生に仕上げる〝超実践的〟ヒント	佐藤 優	PI·622
2035年「ガソリン車」消滅	安井孝之	PI·623
2030年を生き抜く会社のSDGs	次原悦子 サニーサイドアップグループ	PI·624
ミッドライフ・クライシス	鎌田 實	PI·625

お願い ページわりの関係からここでは一部の既刊本しか掲載してありません。折り込みの出版案内もご参考にご覧ください。